JN317858

8割の人は自分の声が嫌い

心に届く声、伝わる声

山崎広子

角川新書

はじめに

オギャーとこの世に誕生してから今までに、私たちはどれほど多くの声を発し、また多くの声を聴いて過ごしてきたことでしょう。母の声、父の声、祖父母や近所の人たち、友人や先生。職場や買い物に行くお店で出会う人たち、恋人や我が子。テレビやラジオの出演者、さらにインターネットを使えば遠く離れた国の人々の声を聴くこともできます。

朝から一度も声を出さない、誰の声も聴かないなどという日は、ほとんどないのではないでしょうか。声は自分を取り巻く生活にあたりまえにあるもの、そしてなくてはならないものです。まるで空気のようですね。

だから、とても大切なものなのに、あまり意識されることがないのかもしれません。

私は中学生の頃に失声症になったことがあります。文字通り声が出なくなる病気です。反抗期だったこともあって、両親にも誰にも相談できず、ひとりで悶々とし、学校では「風邪をひいたので話せない」と筆談でしのぎました。1週間ほどたつと小さな声で会話はできるようになりましたが、場面によって声が出なくなるという症状は大学に入るまで断続的に起こりました。

今まで何も考えずに出していた声なのに、なぜ出そうと思ったときに出せないのだろう？　自分の呼吸や喉が、なぜこんなに思い通りにならないのだろう？

そのときから「声とはなにか」を追い求める旅が始まりました。

音声の理論とトレーニング法を学び、多くの声を分析し、取材をしてきました。声が生み出される場に立ち会い、「声が起こす奇跡」を目撃したことも多々ありました。そして人間が持つ声というものの不思議さや、すごさ、その影響力の大きさを知るにつれ、声の世界に深く深く引き込まれていきました。

声を知ることは人間、つまり人類という存在の意味を知ることでした。声にまつわる知識のかけらを手にするごとに、さらに声の世界にのめり込み、同時になぜ多くの人がこれほど声に無関心で過ごしているのだろうと不思議に思うようにもなりました。

空気はなくならなければ、その重要性に気がつきません。私も一時的にとはいえ声を失ったことで、声がどれほど大切なものかわかったのです。

声の世界に足を踏み入れてみると、一歩進むごとに世界は広がるばかり。まだまだ声を追い求める旅は終わりそうにありません。

声にははかり知れない情報が含まれています。その情報は人の内面を、社会の姿を、自分自身の心の奥底にある真実をも教えてくれます。

そして声は自分と他者を繋ぐもっとも身近にして最強のメディアです。いかようにも使える便利な道具であり、武器であり防具です。

生まれたときからこの世を去るまで片時も離れることのない心強い味方、生涯にわたって喜びや悲しみを表現してくれる分身でもあります。「声」を語るとき、必ず同時に語らなければならないのは「聴覚」です。聴覚こそが声を支配し、その力の鍵を握っています。声を知ることは聴覚を知ることでもあります。聴覚は体表にある耳を入り口としていますが、その処理を請け負うのは脳です。しかしほとんど無意識の領域で行われるので、あまり取り沙汰されることがありません。聴覚を知ることは、それは新たな感覚の扉を開けるようなものです。その扉を開くと、世界があまりにも鮮やかで複雑で豊かな色彩に満ちていることに驚くでしょう。

この本は「どうしたら良い声になるのか」というような実用書ではありません。表面的に声を変えることはあっけないほど簡単です。しかしそれは一時しのぎに過ぎません。

声と聴覚には恐るべき力があります。その力は思いを伝え、人の心を動かし、自分自身を、そして将来をも変えていきます。声の力を手にしたとき、人は本当の意味で自分自身を大切にし、自分の人生を生きること、人生に起きるすべてのことを楽しみ慈しんで生きることができるでしょう。

本書は、一生をかけて声をあなたの本当の友、本当の味方にしていくためのガイドです。

この本を手に取ってくださったあなたに両手を広げて言わせてください。

「素晴らしい〝声の世界〟にようこそ!」

２０１４年11月　山﨑広子

目次

第六章　自分の声とは　109

第七章　小ワザでひとまず悩みを解決　127

第一章　声とはなにか

１００年遅れている日本人の声意識

ノーベル賞作家のジョージ・バーナード・ショーが書いた『ピグマリオン』という戯曲があります。オードリー・ヘップバーン主演で大ヒットしたミュージカル映画『マイ・フエア・レディ』の原作です。書かれたのは１９１０年代、映画は１９６４年に製作されました。この作品には、声がどれほど多くの情報を持つのか、そして声を変えることでどれほど人生が変わるのかが見事に描かれています。

古い映画なので、内容を簡単に紹介しましょう。

舞台は20世紀初頭のイギリス。主人公のイライザは下町の花売り娘です。ある夜、劇場から出てきた紳士淑女にいつものように花を押し売りしては、罵ったり騒いだり。そんな彼女のうしろには熱心にメモをとっている言語・音声学者のヒギンズ教授がいました。教授はイライザの声を聴いて、親の出身地から育ち、性格までピタリと言い当て、「こんな下品な娘でも、訓練をすれば淑女になるのに」と言い捨ててその場を去ります。

翌日、イライザは教授の家に押しかけ、「自分の店を持ちたいんだ。淑女にしておくれよ」とわめきたてます。すったもんだの挙句、住み込みで音声訓練を受けることに。

失敗を重ね、ときには泣いたりあきらめたりしながらも訓練を続け、やがてイライザは別人のように変貌します。ヒキガエルのような声から慎ましやかで上品な声になり、上流階級の品性までも身につけてしまったのでした。その結果、社交界デビューのパーティで、声を聴いただけで正体を暴くスパイまがいの学者が「完璧な英語を話すどこぞの国の王女」だと太鼓判を押すのです。

ちなみにこの映画が公開される前のミュージカル版（ジュリー・アンドリュース主演）がブロードウェイで大ヒットしていた時期に、政治家として初めてスピーチにヴォイストレーニングを取り入れたジョン・F・ケネディが第35代アメリカ合衆国大統領に当選しています。

以来、欧米では政治家やビジネスリーダーは声を磨き、スピーチのトレーニングをすることがあたりまえになりました。子どもの初等教育では言葉の教育の導入時期に、まず発声を教えます。言葉をいくら教えても、それを伝える声の出し方が悪かったら意味がないからです。

ジョージ・バーナード・ショーが、声への関心を広めたこの戯曲を書いてからほぼ10

0年、日本では声に注意を向ける意識すら育っていません。

小学校に入ったら国語の教科書を読ませるだけ。小さな声でぼそぼそと読むと先生に「もっと大きな声で」と叱られるし、間違えたら恥をかく。これでは話すことに対する苦手意識をわざわざ植え付けているようなものです。読む側も聴く側も苦痛でしかなかった小学校での音読以来、人前で声を出すことが嫌いになり、恐怖心すら持っている人がどれほど多いことでしょう。

日本では学校でも親たちも、声の重要性や声の持つ可能性、自他に対する影響力など何も教えてきませんでした。だから声は生まれつきだとほとんどの人が思い込み、変えようともしないのです。

声という素晴らしい道具を持ちながら、多くの人はそれを使おうともしない。欧米諸国が声に真剣に取り組み始めてから100年たっても、声に意識すら向けない。それが日本の現状です。

日本では社会的影響力が大きい職種ほど声はダメ？

企業のリーダー、教師、医師、弁護士、政治家などは、人に対しても社会に対しても影響力の大きな職業です。これらの人々は人の一生を、ときには生死をも左右しますし、その影響の積み重ねは国の方向性をも決めるといっても過言ではありません。当然ながらこれらの人々の職業上の発信やコミュニケーションは「声によって」行われるのですから、声の役割とその重要性は言うまでもないでしょう。

しかし日本では、これらの職業の人の声にがっかりすることが多々あります。特に歴史のある大企業ほどトップの声は絶望的です。そういう企業は内部で役職を回しているだけだったり、採用のときから学歴偏重だったりするせいでしょうか。

どこの会社とか銀行とはいいませんが、今は企業リーダーの音声付きの映像がインターネット上で簡単に観られるので、就活中の方はぜひ検索して聴いてみてください。

原稿を棒読みしているだけの眠気を誘う声、生き生きとした個性がまったく感じられない無機的な声、病的で弱々しい声、陰にこもった声、狂暴そうな声などなど……。こんな声の人がトップである企業で働きたいのか、自分の直感で判断してみてください。どんな美辞麗句を並べていても、その言葉が心に響かなかったら、声から安心感や信頼感を得られなかったら、あるいは「何かがおかしいぞ」と声に違和感を抱いたなら、その感覚こそを信じるべきです。

政治家にいたっては本当にひどいもので、声の重要性を理解し意識して話している人は数えるほどしかいません。

私は国会中継や日曜討論などで議員の声を聴いて分析するのを習慣にしています。たとえ用意された質問や答弁を読むだけであっても、いくらガードが固くても、声からはその人の出自・経歴から体調、本音までもが露呈するので、なんとも面白いのです。

ああ、この議員の話の八割は嘘だな、とか、自信たっぷりのふりをして断定しているけれどその裏ではすごく怯えている、この法案は通らない可能性大だな、とか。国会会期中だというのに二日酔いやら不摂生を重ねている議員も多いこと。

全国に中継される国会は、各メディアの記者にも国民にも党と自分の意見を、もっといえば自分自身を知って評価してもらう大切な機会です。議員に当選さえすれば安泰とばかりに、秘書が用意した文を棒読み、ときには間違えて読んでいるようでは国民の関心は政治から離れていくばかりです。

国会議員には免責特権が認められています。これは国会で自由に発言できるように、その発言に対しては責任を問われないという、憲法に定められている権利です。これほど意見を述べることを優遇されている職業はほかにありません。であればこそ、そこで「声という最大の武器」をどう活かそうかと、なぜ考えないのでしょうか。

そもそも、耳障りな声でがなり立てるだけの選挙活動からしていいかげんにしてほしいものです。国民に自分のことを知ってほしいなら、本気で支持してほしいのなら、そして国民の信を受けてこの国をより良く変えていきたいのなら、まずは負の情報まで撒き散らしているその声をなんとかしたらどうですか、と言いたいですね。

そんな日本の国会議員にも、声という武器を最大限に活かし、見事な説得力を持つ人がいないわけではありません。ある衆議院議員は、国会中継でも記者会見でも声の使い方は完璧に近く、この人がもし総理になったらこの国を思い通りに動かすことなど簡単だろうと、危惧すら覚えます。

一般の国会議員が使っている声の力は、言葉とあわせても良くて5％程度というところでしょう。しかしその議員は120％、声の力を使えています。これはたとえ真っ赤な嘘を言っても、そこにいる人がすべて信じてしまうレベルです。ここで名前を出すのは控えますが、国会を取材している記者ならば、異常なまでの説得力を持つ人物について「ああ、あの人か」とすぐにわかることでしょう。ただ、この議員さん、最近は体調によるせいか少々滑舌が悪くなっています。特にカ行とラ行。「危機管理」なんていうもっとも得意分野の言葉で少々失敗していますが、声の使い方が見事なことには変わりありません。

ちなみに、少し前の国会中継でその議員と体格も骨格もよく似た議員との議論がありました。二人は声帯の長さも厚みも、奇しくも顔の共鳴腔の大きさもほぼ同じ。使える声の幅もほぼ同域。しかしながらまったく勝負になりません。それは国会の審議でありながら、声によって、わずか1分ほどで片方が土俵から落ちた相撲の取組のようでした。こういう見ものがあるので国会中継はたまらない。

日本では恐るべき説得力を持つその議員さんですが、アメリカではごく標準レベルです。アメリカの議員は声の武器が使えないと話になりません。100%使えてあたりまえ、200%使えれば選挙に勝てる、そういう認識なのです。企業リーダーも同じ。彼らは人の心を動かす「自分の声」を持っています。その声の力で自分を取り巻く環境と自分自身をもプロデュースしています。というと、まるで声を都合よく作っているように思うかもしれません。実際に日本の若手起業家の中には、それを真似して妙な作り声で話す人が散見されます。しかし声の力とは、そんな浅いところで発動されるものではないのです。

声は言葉にできない心を伝える

人の心は複雑です。言葉と心が常に一致しているわけではありません。むしろ矛盾を孕んで揺れ動いていることのほうが多いのではないでしょうか。

心理学の分野から一般にも知られるようになった「マレービアン（メラビアンとも）の法則」というものがあります。人は矛盾したメッセージを伝達された場合、言葉の内容に7％、外見や表情といった視覚的要素に55％、そして声や口調などの聴覚情報に38％の反応をするというものです。

人は心の内を言葉だけで伝えているわけではありません。むしろ言葉では伝えきれずにもどかしい思いをしたり、誤解されて苦しんだりすることのほうが多いかもしれません。だからマレービアンの法則を持ち出すまでもなく、内容が複雑になればなるほど言葉以外の方法、多くは声の調子で伝えようとするのではないでしょうか。

言葉に込めきれない感情や迷いがあるのが人間で、それが否応なく出てしまうのが声なのです。

声は意識して読み取れば、無尽蔵のデータバンクです。同時に、聴くにまかせていれば、無意識に膨大な情報のシャワーを浴びることになります。

「言っていることは間違っていないけれど、どうもこの人は信用できない感じがする」とか、「何を話していたのかよく憶えていないのになんだか説得されてしまった」などという経験はありませんか。それは、相手の声があなたの無意識に作用し、真実を伝えているのかもしれません。

視覚は意識的な感覚器です。目は自分の意思で閉じたり視線を移したりできますから、見たくないものは見ないでいられます。でも聴覚＝耳は閉じることができません。人の声も自分の声もいやでも取り込まれてしまいます。それが声の見えない影響力なのです。

本章では「声とはなにか、声はどうやって作られるのか」を、声を決定づける要素、変動させる要因から解き明かしていきましょう。

身長と体格が声の素質を決める

人の声は声楽などの訓練をしていなくても2オクターヴ前後の音域を持っています。普段の会話で使う音程はだいたい1オクターヴ以内で、その中でもおおむね低〜中域の5度（ドからソのように、はじめの音から数えて5つめの音程までをいいます）以内に集中しています。

では地声の高さは何によって決まるのかというと、声帯と声道の長さです。どちらも身長にほぼ比例しますから、身長の高い人は長く、低い人は短い。長いと低い音が、短いと高い音が出ます。

身長を楽器にたとえてみるとわかりやすいでしょう。大きなコントラバスとヴァイオリンは同じような材質で同じような形をしているけれど、ヴァイオリンは弦が短く音が高い。コントラバスは弦が長く音は低い。ピアノも低音部は弦が長く、高音部に行くほど短くなっていますね。身長はいわば生まれ持った楽器の大きさのようなもので、声帯と声道の長さも体格に応じてほぼ決定しています。

合唱コンクールなどでステージに整列した合唱団を見ると、見事にソプラノパートは背が低く、アルトは背が高く、テノールは背が低く、バリトンは背が高くなっています。

あなたの家族や友人をひとりひとり思い浮かべてみてください。

「ああ、あの子の声が高いのは背が低いからだったんだ」と、声の高低と身長の関係に納得がいくはずです。

もちろん例外もあります。身長が高いのに地声が高い場合は、声道が短かったり、ホルモン系になんらかの異常があったり、強い精神的な抑圧を抱えていたりします。

また身長が低いのに声が太く低い女性は、後天的な原因によって声帯が長くなっている場合があるようです。

澄んだ声であれば声帯はなめらかで伸縮もスムーズです。つぶれて雑音の多い声なら声帯はガサガサに荒れています。声の高低と質は声帯・声道の長さと状態そのものだといえるのです。

さらに民族による骨格の特徴も声に影響を及ぼします。

ヨーロッパ系の白人とアジアの人々では骨格が違いますよね。

白人はアジア人種に比べると身長が高く胸板が厚い。それは声帯が長く胸の共鳴域が広いということです。共鳴域が広いということは、深く豊かな響きが出しやすいということ。これは欧米に朗々と語るスピーチの名手が多いことと無関係ではないでしょう。

また、黒人は口腔（口の中）が広いので、やはり共鳴が豊かな独特の声を出すことができます。アメリカのローリングストーン誌が認定した「史上もっとも偉大なシンガー100人」のベスト10には、第1位のアレサ・フランクリンを筆頭にレイ・チャールズ、サム・クック、スティーヴィー・ワンダーなど実にアフリカ系の7人がランクインしています。リズムや音楽性の素晴らしさも、それを伝える声あってこそのもの。

わずか60年前までは公民権もなく熾烈な差別の対象とされていた黒人たちが、音楽の世界で白人を凌駕する人気を獲得しているのは、柔軟で白人よりも少々厚い声帯と広い口腔が作り出す声そのものの魅力によるところも大きいのです。

「体格的な素質」と「発声の癖」と「心身状態」で声が作られる

「私は背が低いから、もっと落ち着いた声になりたいけれど無理なのね」
「声が低くてモソモソしているって言われるんです。生まれつきだから仕方ないんですよね」

体格によって声域が決まるというと、よくこんなふうに嘆かれます。たしかに声帯の長さは変えられません。ヴァイオリンにコントラバスの弦を張ることができないように。

でも声を作る要素は高低だけではありません。声帯の長短は、単に声域が素質としてほぼ固定されているというだけです。ほぼ、というのは歌唱などの訓練によって、低音域はあまり広げられませんが、高音域は1〜2オクターヴなら拡大することができるからです。同じ楽器でも弾き方によってさまざまな音を出すことができます。ヴァイオリンなら、聴くに堪えないのこぎりのような音も出せば、２０００人収容のホールの最後部まで響く澄んだ音も出すことができます。

人間の喉はどんな名工が作った楽器でも足元に及ばないほど、驚くべき精巧な機能を持っています。

話すために使う喉から口の筋肉は実に100以上、膨大な神経組織が千分の一秒のスピードで脳と連携して声を生み出すのです。このうちのたったひとつが変化しても声は変わってしまいます。それは声がわずかのことにも影響される理由であるとともに、声の可能性は無限であることにも通じるのです。

「声」を作る要素のうち、生まれ持った声帯などの素質に決定されるのはせいぜい20％程度。あとの80％は後天的に獲得した発声の癖と、声を出している瞬間の心身の状態によるものです。

つまりあなたが今出している声は「素質としてもともと備わっている声」と「後天的な発声の癖」、そして現在の「心身の状態」によって作られているのです。

実をいうと声帯の振動の基本周波数を声道で倍音共鳴させることで、本来の声域にはない音程を出すこともできます。また、言語についてはフォルマントという母音を決める周波数帯の話、あるいは歌唱法の一種である倍音唱法も驚異的な声の機能のひとつですが、そこまで言及すると煩雑になるので、それは別の機会に譲りましょう。

産声は人間としての初めての声

人間は生まれると誰に教えられたわけでもないのに産声をあげます。猿やチンパンジーをはじめ、他の哺乳類は産声をあげません。声を出すことで外敵に襲われる危険が増すからです。例外としてアシカの一種は生まれ落ちてすぐに鳴きますが、これは夜間に集団で出産するためで、親は自分の子を声で識別して育てます。

人間は集団出産しないにもかかわらず、母親は自分の子どもの声を出産後すぐに記憶します。憶えようと意識しなくても脳にしっかりと刻まれるのです。とても不思議なことですが、眠っている母親にさまざまな赤ちゃんの泣き声を聞かせると、自分の子どもの声だけに身体が反応し、起きてしまうことが実験によって確かめられています。

最近はカンガルーケアといって、出産後すぐに赤ちゃんをお母さんの肌に密着させる病院が増えました。これは赤ちゃんをお母さんの体温に触れさせることで安心感を与え、心身の健全な発達を促すためですが、お母さんはぜひここで赤ちゃんの泣き声をしっかりと聴いてあげてください。

ちなみに「赤ちゃんは世界共通で４４０ヘルツ（国際基準音Ａ＝ラの音）の産声をあげるというのは本当ですか」とよく訊かれるのですが、そんなことはありません。

産声はこの世に降りたって初めての自己主張です。それは、胎内で母と共有していた命を、これからはひとりの人間としてたくましく生かしていくのだという宣言です。

これから始まる長い一生、自分が自分として生きるために欠かせない声が最初の息とともに生まれた、貴重な瞬間を、出産という大仕事を終えた安堵とともに大いに祝福してあげてほしいと思います。

また胎児の聴覚は妊娠6ヶ月くらいにはほぼ完成しています。その頃から胎児は羊水を通じて、常に母親の声を聴いています。羊水の中で聴いていた声はくぐもっているので、生まれ出て空気を通して聴く母の声はずいぶん違って聴こえるはずですが、新生児は自分の母の声を間違いなく認識し、他の母親の声と聴き分けることがわかっています。

生後もしばらくは視覚よりも聴覚が優位に働くので、人間にとっての世界の認識は音から始まるといえるのです。

赤ちゃんの喉はチンパンジー

さて、手探りならぬ耳探りで、音から世界を認知し始めた赤ちゃんは、生後1ヶ月半頃になると要求を伝える泣き声とは別に、「アー」とか「ウー」という柔らかな声を出し始めます。これは息をすることとお乳を飲むことを最優先してきた喉が、少しずつ話すための喉へと変化を始めた兆しです。

生後6ヶ月くらいになると「マンマンマ」とか「ブーブー」「ダッダッダ」といった子音を使った音や同じ音の反復が始まります。そして1歳になる頃には発音は不明瞭ながらも、「車」や「犬」などの概念と名称が一致し始め、言語を話すという人間だけが持つ素晴らしい能力を開花させていくのです。

1歳くらいまでに赤ちゃんの喉は劇的に変化します。新生児から3ヶ月頃までの喉頭は、実は人間のものというよりチンパンジーやオランウータンに近いのです。

私は子どもが生まれて初めて対面したときに（口にこそ出さなかったけれど）、「うわ、お猿！」と思いました。それは喉頭について言えばあながち間違いではありません。チンパンジーなど霊長類をはじめ人間以外の哺乳類は気管の入り口である喉頭が鼻腔に近いところにあるので、呼吸と嚥下（飲み込むこと）が同時にできます。

赤ちゃんも同じで、お乳を飲むのを止めることなく呼吸をしながら嚥下《えんげ》することができるのです。

胎児は子宮の中で、あたかも進化の歴史を辿るように成長します。最初はわずか0・1

ミリの単細胞から、細胞分裂を繰り返し心臓ができ、やがて古代魚類の姿になったかと思うと肺ができて両生類のようになり、手足が生えて爬虫類っぽく、それから哺乳類へと変化します。

ヒトの形で生まれ、産声で人間宣言をしたものの喉の構造はチンパンジーと同じである赤ちゃんは、3ヶ月から6ヶ月にかけて喉頭の位置が少しずつ下がり始めます。

お母さんのお腹の中で30億年の生物の進化を辿ったあと、喉は生まれてからもさらに進化を続け、1年ほどかけて人間になっていくのです。

命の危険と引き換えに人間は言語を手に入れた

生後3ヶ月から少しずつ下がり始めた喉頭は、5歳前後でいったん落ち着き、思春期の第二次性徴の発現期に再び下がります。男性は喉頭の骨が大きく出っ張り、声変わりをします。

女性は男性ほどはっきりとした変化ではないけれど、やはり少し低めになり少女から女性の声になっていきます。

人間は喉頭が下がったために咽頭という広い空間を獲得し、さまざまな発声や発音が可能になりました。その代わり、息を吸いながら飲み込むことはできないし、喉頭全体を締め付けて持ち上げ、気道に食物が入らないように蓋をして飲み下すので飲食には危険が伴います。

気道に液体や食物が入ると咳込んで、とても苦しいものです。咳をする力が弱くなった病人やお年寄りでは誤嚥性肺炎を起こすこともありますから要注意ですね。

飲食物にむせたり誤嚥するのは、食道と気道が共有する範囲が広くなったためです。

喉に広い空間を確保することで人間は、命の危険と引き換えに言語を話せるようになったのです。

第二章　声を作るもの

声はどのように出るのか

先述したように、現在の私たちの喉頭は言語の獲得という劇的な進化の過程を経て作られました。しかしこの素晴らしき喉頭について、大人になるまで誰も教えてくれなかったのではないでしょうか。毎日、朝から晩まで使っている声なのに、ほとんどの人はどのように声が出るのか知りません。

知ろうと思っても、声について書かれた本を開けば、喉の図や写真に喉頭とか口蓋とか器官の名称が書き込まれているだけで、どこがどうなって声が出ているのか、結局のところよくわからないことがほとんどでしょう。解剖図を見ても自分の膵臓や脾臓がどこにあってどのように働いているのかわからないのと同じです。

子どもの頃からきちんと「声がどうやって出るのか、どのように使うのか」という基礎教育をすれば、人はもっと声に興味を持ち、声の力を有効に使えるようになるはずなのです。

声の仕組み自体はとても簡単です。ここでは図を使わずに説明するので、ひとつひとつ自分の身体で確かめながら実感してみてください。（　）内はいわゆる専門用語なので、無視してもかまいません。

声を出すには肺から吐き出された息（呼気流）が必要です。息は気管を通って声帯を震わせます。声帯はいわゆる喉仏の位置にあり、表面は薄く繊細な粘膜になっています。人差し指と中指でVサインを作ってみてください。声帯はそんな形をしています。呼吸時には広がったVの形をしていて声は出ません。声を出すときにはVがほぼ閉じた状態で「Ⅱ」に近い形になります。このわずかの隙間を息が通ることで粘膜が波打ち振動が起きて音が出るのです。リコーダーの吹き口は狭くなっていますね。そのように空気の通り道を狭くすると音が出ます。声帯は、２枚の薄いリードの隙間に息を吹き込んで音を出すオーボエと原理はよく似ています。

こうして出た音が「声のもとの音（喉頭原音）」です。

この音（喉頭原音）はブーというような小さな音です。これだけでは機械的な音にすぎず、声とはいえません。この音が声帯よりも上の部分（咽頭）や口の中（口腔）、鼻（鼻腔）などの声道で共鳴してようやく音色を持った声になるのです。ギターの弦だけを単独ではじいても小さな音しか出ませんが、ボディに張ると共鳴して豊かな音になるのと同じです。

声はしばしば楽器にたとえられますが、わずか２センチ程度の声帯と10数センチ程度の声道しかないのに２～３オクターヴの音域を出すことができる。さらに口腔をはじめとする身体の共鳴によって、オペラ歌手などはオーケストラにひけをとらない声量と表現を可能にします。

しかもこの素晴らしい声帯も共鳴器官も生まれたときから身体に備わっていて、持ち運びも自由なのですから、これほど見事な楽器はありませんね。

では呼吸と発声の違いを体感してみましょう。ただ息を吐いてみてください。喉に力は入りませんね。今度は「アー」でも「オー」でも声を出してみてください。喉の奥のほうが硬く緊張するのがわかるでしょう。これは声帯の粘膜のまわりにある靭帯や筋肉で声帯を狭めて（つまりVからⅡの形にして）振動させ、音を出しているからです。

声を出すとき、私たちは喉の奥にある筋肉に瞬時にほどよく力を入れて動かし、同時に唇や舌で口腔の形を変えて発音を作り出しています。このコントロールセンターは脳にあり、指令に従って出した声を聴覚が脳に伝え、瞬時に大きさや発音を修正し、次の音への指令を出します。これほどのコントロールはＩＣ内蔵のロボットでも到底できません。

声を出すために身体に備わった仕組みは、知れば知るほど奇跡ではないかと思うほど見事です。

言語の獲得は頤《おとがい》とともに

声を出す仕組みは、言語を獲得したときに聴覚と脳と喉との複雑な連携を作り出しました。

人類がいつから言葉を話すようになったのか、その起源には諸説あり、まだはっきりとはわかっていません。しかし、私たちが今使っている声は、言語を話すための声として進化してきたものです。言語の起源を探る試みは、人間の声がどのように変化してきたのかという検証にも繋がります。

人類の祖先が直立歩行を始めたのは６００万〜７００万年前といわれています。直立歩行によって喉の形が変化し、咽頭が広がったことで複雑な音声を出すことが可能になりました。２００万年前には言語に関係する脳の領域が拡大しつつあったという説もあります。

現在発掘されている骨では検証不充分なので、真実に辿り着くにはまだまだ時間がかかるでしょうが、多くの研究者が、言語の獲得は10万年〜20万年ほど前ではないかと推測しています。

この頃に古代型ホモ・サピエンスが現代型ホモ・サピエンスにとって代わられたのですが、それと同時期に「頤＝おとがい（下顎の尖った部分）」が形成された形跡があるのです。

頤は類人猿にも他の哺乳類にも存在しない、進化を考えるうえでとても重要な形質です。現代型ホモ・サピエンスは上下の顎が後退しましたが、頤には発音に必要な多くの筋肉が集中しているために後退しなかった。つまり言葉を話していたからこそ頤という目立つ形になって残ったと考えられているのです。

最近は頤を削る美容整形手術が人気のようですが、手術によって筋組織が損傷したり、唇の収まりが悪くなったり、発音が不明瞭になるなどの不具合が出る可能性はきちんと告知されているのでしょうか。なにより頤は人間を人間たらしめたといえる大切な骨なのに、削ってしまうなんてもったいないではありませんか。

いずれにしても言語の獲得によって、人類は経験や知識の伝達と蓄積が可能になりました。言語の発達が名実ともに人類を「ホモ・サピエンス＝知恵ある人」にし、4万〜5万年前の進化の大躍進へと歩みを進ませたことは間違いありません。

声専用の器官などない!?

多くの人が、声は喉という発声器官で作られると思っています。喉は息を吐き出せば声を勝手に作り出してくれる楽器のようなものだと、そして喉は取り替えるわけにいかないから自分の声は変わらないと思い込んでいるのです。

もちろん、声のおおもとの原音は喉にある声帯の振動です。しかしこれはまだ声ではありません。

驚くべきことに、声は専用の器官によって作られるのではなく、他の臓器や器官を利用して作られるのです。声帯のある喉頭も、もともとは気管や肺に飲食物が入るのを防ぐための器官です。

片手を軽く首に当てて、喉のまわりを覆うようにすると、ものを飲み込むときには喉頭のまわりの筋肉が緊張し、締まるのがわかります。声を出すときには、ただ息を吐くときと、ものを飲み込むときのちょうど中間くらいの締め付けが喉まわりの筋肉にかかることもわかるでしょう。

声には呼気が欠かせません。息が声帯を通らなければ音は出ませんからね。でも息は声帯を振動させるためだけにあるのではありません。

人間は空気を吸って肺に取り込み、肺から血液に酸素を送って、不要になった二酸化炭素などを排出します。呼吸は心臓の鼓動と同じように、生まれた瞬間から死ぬときまで絶えることのない人間の生命のもとといえる営みです。ちなみに体重50kgの人が一回に吸う空気は約500cc。一日におよそ2万5000〜3万回の呼吸をしています。

声は呼吸の呼気、つまり不要な二酸化炭素を排出する息を使って出されるのです。声を作るために重要な働きを担う共鳴器官である咽頭や鼻腔も呼吸器官の一部であり、発音を作るのに欠かせない歯や舌や唇は消化器官の一部です。

つまり私たちが声を発するときには、呼吸や飲食のための、生きるうえで不可欠な器官を巧みに利用しているのです。

しかも声を共鳴させたり、音程や音色を作ったりするのは口腔や鼻腔だけではありません。身体の中のすべての骨、すべての腔が共鳴器となることができ、すべての筋肉が音程と音色に影響しています。

身体を見事に鳴らすことのできる歌手は、指の先の骨までビリビリと振動しますし、わずかの音色の変化を身体の重心の置き方＝つまり筋肉の使い方で制御します。

ヴァイオリンでもピアノでも、楽器は楽器としての音を出す目的のために設計され、そのための材質を吟味して作られています。弾かないときのヴァイオリンは掃除機になるとか、ピアノがまな板になるとか、そういうことはありませんよね。

歌手は楽器として作られたわけではない身体を楽器として鳴らすのですから、たいしたものです。同時に声を出す専用の器官を持っていないのに、話し、笑い、怒り、すすり泣くこともできてしまう私たち、みんなたいしたものなんです。

奇跡の粘膜「声帯」

もとの音を出す場所は声帯。ここに異常があると当然ながら声に変化が起こります。喋りすぎてしわがれたり、ポリープができて声が出なくなったなどという経験をした人も多いのではないでしょうか。

声帯はとてもデリケートな、伸縮性に富んだ薄い粘膜で、息が通る声門が細かく振動することで音を出します。

音の高さは一秒間に振動した数値、つまり周波数で表されます。一秒間に200回振動する高さの声は200ヘルツということになります。「ド（中央C）」の音は264ヘルツ（国際基準音A＝440ヘルツ「ラ」の音の場合）ですが、その音を出そうと思ったら瞬時に脳と喉の連携によって264回の振動を作り出すことができるのです。

そこからラ（A）の音に飛びたかったら、今度は440ヘルツ、つまり440回の振動に瞬時に変化させるわけです。さらにほんの少し高めにしたかったら2ヘルツだけ上げてみるとか、そんな微少な音程変化も可能です。

さらに歌詞を発音し、音色などのニュアンスも加えられるのですから、声帯とその周辺の筋肉、そしてそこに指令を出す脳の働きは、それがあるだけで手放しで喜んでよいほど素晴らしいものです。

身体はこの世で最高の楽器だと言われますが、私たちひとりひとりが、そんな見事な自分だけの楽器を持っているのです。しかも使わないときには立てかけておくわけじゃない。ほかにもいろいろなことができ（食事をするとか仕事をするとか）、死ぬまで使えて（しかもタダ）、感情を込めるのも思いのまま。

それは訓練によっていくらでも磨かれていくものだけど、その素質は生まれたときから誰もが持っているのです。

さて、それほどに素晴らしい声帯（を含む喉頭）ですが、使い方がまずいとポリープや腫瘍ができて声門に隙間ができてしまうことがあります。それは笛の吹き口が壊れてしまったようなもので、雑音が入ったりある高さの声が出しにくくなります。

また喫煙や飲酒などで粘膜表面が慢性的に傷んでしまうと嗄れた声になります。ハスキー・ヴォイスに憧れる方もいるようですが、それは声帯表面がギザギザになって荒れているということですから、いずれは喉頭の深刻な病気の引き金になってしまいます。

　声帯は柔軟かつ強靱でありながらとてもデリケートな器官です。しかもたった一つしかなく、生まれたときから死ぬときまで生涯にわたって声のもとを作り出してくれるのですから、普段からいたわり大切にしたいものです。

心身の「抑制」が言語を話す声を作った

　言語を獲得する前の人間は寡黙だったのでしょうか。私はそうは思いません。おそらく今よりもずっと大きな声で鳴き交わしていたのではないかと思います。

　音声訓練の際に肩や喉まわりの緊張を解き、筋肉を柔軟にして音量や音程といった制御をはずし、呼気を効率よく最大限に活用して出す声は、驚くほど大きく伸びやかです。普段でも、笑ったときなどに思わぬ大声が出てしまったという経験は誰でも一度や二度はあるでしょう。笑うときには首の周囲の筋肉が緩むので、呼気の勢いが減衰することなく出て、しかも口腔が広くなるので大きく響きます。

　つまり筋肉の緊張や口の形などにかかっている抑制を取り去れば、人間は素晴らしく大きな声が出せるということです。

赤ちゃんの声は大きくよく響きますね。本気で泣くと、周りの音をすべてかき消すほどです。健康な赤ちゃんは常に腹式呼吸なので、呼気のエネルギーをふいごのように上手に使って発声します。それだけでなく、先述したように喉頭の位置が上にあるというチンパンジーなど類人猿の特徴をとどめているため、複雑な発音はできませんが、呼気の効率性は高く、声そのもののパワーは人間が言語を獲得する以前、抑制のない状態を彷彿とさせます。

赤ちゃんほどではないにしても、5歳くらいまでの子どもの声はとても大きいものです。それが喉頭の位置が下に落ち着く時期とほぼ同じくして、自分で声の大きさや発音をコントロールし始めます。

つまり言語を話すように進化した私たちの声は、「抑制」のコントロールによって作り上げられてきたのです。

声をコントロールするのは聴覚と脳

先述したように胎児の聴覚は妊娠6ヶ月くらいにはほぼ完成していて、生まれてからもまず聴覚で世界を把握し始めます。

そんな赤ちゃんはただ世話をされているだけのように見えますが、実は高度に発達した耳で絶え間なく世界を知る学習をし続けているのです。言葉はまだわからないけれど、母親の声の調子やリズムから、感情や体調や行動までも読み取っています。

母親の声をはじめとする「音」は、赤ちゃんの耳から入って脳に聴覚の神経を作ります。ただ寝転がっている赤ちゃんは、耳という閉じることのない扉から膨大な情報を取り込んで、脳はスーパーコンピューターのようにデータを蓄積し分析して神経細胞を増やし続けているのです。

絶対音感というものをご存知でしょうか。楽器の音でも、グラスをカチンと鳴らす音でも、瞬時に「ド♯」とか「ラ」などとわかってしまう能力ですが、その音感の素質はすべての赤ちゃんが持っています。人間は絶対音感を持って生まれてくるのです。

ただ、耳から入った音をタイミングのよい時期で「音の高さ＝音名」という概念と一致させないと音感といえる神経回路はできあがりません。そういったことから絶対音感保持者の数は少なく特殊だと思われていますが、音と音名を繋ぐ時期さえ間違わなければ、誰もが絶対音感を持つことは可能です。

赤ちゃんは生後1ヶ月半頃になると「アー、ウー」というクーイングを始めます。これは耳が聞こえなくても出せる音です。しかし半年くらいで始まる子音を使った喃語《なんご》（乳児が使う意味のない言葉）は、耳が聞こえないと出すことはできません。口を開けて声を出すだけでは子音にはならないので舌や唇を使いますが、この特異な音の使い方は耳で確かめながらでないとできないのです。

このように、出した声を瞬時に耳で確かめる機能を「聴覚フィードバック」といいます。人間は聴覚フィードバックによって言葉を形成する発音を身につけていきます。

2012年にイグ・ノーベル音響賞を受賞して話題になった「スピーチジャマー（SpeechJammer）」という装置があります。話した声をほんの少し遅れて聞かせることで次の発話をできなくする、名称の通りにスピーチを邪魔する装置です。命名がまた洒落ているんですね。jam（妨害する）→jammer（妨害するもの）＝「邪魔」という感じで。

「話す」という行為は発声の連続です。でも単に発声という運動を行うだけではできず、聴覚フィードバックによって次の発声が可能になるのです。「スピーチジャマー」は200ミリ秒（0・2秒）というわずかな遅れを聴覚に与えることで脳の処理を阻害します。

話す際の脳は大変高度な情報処理を行っています。聴覚が瞬時に発声した音を取り込み脳に送って分析し、脳から次の発声に必要な筋肉の（実に100ほどの！）動き、呼気の量と勢いなどの指令をミリ秒のスピードでそれぞれの器官の神経に伝えるのです。

たったひとつが０・００１秒ずれても正常な発話はできません。私たちは、これを何十年にもわたって無意識に行い、同時に人の話まで聴くという離れ業をあたりまえのようにやっているのです。

ああ、人間の能力って底なしに素晴らしい。そう思いませんか？

音を聴き取る道筋はいつからでも作れる

生まれて間もない新生児期から乳児期にかけては、自分の母親の声を聴き分け、感情を声から読む能力だけでなく、なんと「あらゆる言語のいかなる複雑な発音」も聴き分ける能力も持っています。

残念ながらこれらは、大人になるにしたがって薄れていきます。人間の脳は、その時々にその人にとって重要なことを優先させて発達していくので、乳児のときには命綱であった母の声を聴く能力も、自分で食事を摂れるようになると重要度は低くなっていくのです。あらゆる発音を聴き分ける能力も、母語の定着にともなって、その言語で使われる発音に特化して固定されていきます。日本語の場合は子音が圧倒的に少ないので、子音の微妙な違いを聴き取る能力は少しずつ衰えていきます。

日本人には英語のLとRの違いが聴き取れずに苦しむ学習者は多いし、thの発音も難しいですよね。日本語にない発音はだんだん聴き取れなくなっていき、聴き取れない音は聴覚フィードバックがないので発音することができないというわけです。

どの国の言語であれ、思春期を過ぎてから学ぶと上達に時間がかかるのは、別に「頭が固くなった」とか「記憶力のピークを過ぎた」からではなく、いかなる音の種類も聴き取る聴覚の機能が、必要のないものとして減衰していくからです。

聴覚とは道のようなものです。最初は細いけれど縦横無尽に道があった。でも10年20年とたつうちに、よく使う道は太くしっかりとし、使わない道は草に覆われてしまう。でも失われているわけではないので、草を払ってやり、踏み固めて何度も何度も通れば再び道にすることができます。だから言語の習得には聴覚訓練が大切なのです。LとRの聴き分けのように、まったく使わなくなった草むらをかき分け道の入り口を見つけだし、通れるように整えるには、もちろん時間もかかるし工夫や労力も必要ですけれど。

いずれにしても私たちは、膨大な音を聴き分ける能力を持っていたのですから、毎日少しずつ通る道（＝聴覚の回路）を増やしていけば、声に含まれる要素を聴き取る能力を伸ばすことは決して難しくありません。

幸いにも現代の私たちは多様な声を日々聴いています。家族の声、ラジオやテレビの音声、学校の友人や会社の同僚の声などなど、そんな膨大な声の中には聴き取れなくなっていた音声の回路を刺激する声も少なからずあるのです。

声はさまざまな情報の宝庫だということを念頭に置いて、注意深く耳を澄ませてみてください。言葉の内容ではなく、声そのものを聴くことに集中してみてください。

昨日よりは今日、今日よりは明日というふうに、少しずついろいろな要素が聴き取れてくるはずです。

聴覚フィードバックの道筋（＝回路）は「意識的に聴く」ことで作られるのです。

声の個性を作るもの

声は指紋と同様にひとりとして全く同じ声というものはありません。その個性はおおまかに言えば、「音の高低」「音の強弱」「音色と響き」によって作られます。

まず、高い声・低い声といった音程は声帯と声道の長さで決まり、それは身長に比例（身長が低いと声帯が短い＝声は高い、身長が高いと声帯が長い＝声が低い）することを先述しましたね。

音の強弱は主に呼吸と共鳴によって作られます。そして「音色と響き」は声帯の厚みや形や粘膜表面の状態のほか、呼吸にも共鳴にも影響されています。固定しているように思われる音程でも話すときには幅がありますから、これらが複雑に混じり合って発声の癖を作り、それがひとりひとりの声の個性になっているのです。

では発声の癖はどのようにしてできるのでしょうか。これは「今まで生きてきた環境すべてから受け取った音」によって作られています。環境とは自分が属している世界のことです。まずは母語、そして気候風土や住居の特徴、周りにいる人々の声などによって、おおまかな癖が作られます。

人は発声するときに聴覚フィードバックによって、自分の声を確かめながら話します。同時に周囲の音すべてを取り込み、いわば「環境音フィードバック」というべき機能によっても、自分の声の個性が決められていくのです。

たとえば大家族で常に大きな声が飛び交う賑やかな家で育てば、大きな声や響く声の出し方を身につけます。小さな声で「ごはんちょうだい」とか「おかわり」なんて言っても無視されてしまいますからね。

逆に何もしなくてもお母さんが「はい、これ食べなさい、次はこれも食べてね、お茶もあるわよ、おかわりは？」などとかゆいところに手が届くように面倒を見てくれると、大声を出す必要がありません。

人は環境音という膨大な音情報のカーペットの上にいるようなものです。黒い絨毯の上で自分を目立たせなくてはならなかったら、白い服を選ぶでしょうし、目立ちたくなかったら黒い服を選ぶ。

このようにして自分の要求や必要なことを得て生存していくために、「無意識に」自分の声の最適化を図るのです。この最適化は子ども時代には必要なものですが、成長の段階で、声は要求や感情だけを表すものではないことを知ることが大切です。

声は自分の表現であり、人に影響を与える社会の最小単位のメディアだということをきちんと認識しないと、いわゆる「生まれっぱなしの声」で一生を過ごすことになるのです。

環境音フィードバックで作られる民族の声

環境音フィードバックは民族の声の特性も作り出します。例を挙げると、ヨーロッパから東に行くと街の雑音が増える、とはよく言われることですが、同時に東に行けば行くほど声は薄く扁平になります。これは気候風土からくる住環境、そして文化的な音の価値観の差異によるものです。

ヨーロッパには古くから石造りの建物が多く、ひとたび発した声はよく反響します。反響しているところでワーワーと騒ぐと何を言っているのかわからなくなるので、ひとつひとつの言葉や音を明確にしようとします。反響のある場所では声を張り上げる必要がないので、喉は緊張を緩めリラックスします。リラックスすると喉の力が抜けて奥が開く。その結果、声は深みを帯びてより響くようになる。そういう音声を自分の内外で聴いていると、身体は「喉まわりの力が抜けて響く発声」を選択するようになります。それがヨーロッパの声です。しかも体格的に胸が厚いので深い響きがプラスされます。

中東にさしかかると、土に藁などを混ぜて固めた日干しレンガで造られた家が多くなります。中東の人々は体格ではヨーロッパの人々に劣りません。でも発声は喉を締めて声道の手前の浅い場所に共鳴させています。砂漠が多く乾燥した風土、石ではなく土でできた家が培った発声です。響く建物がまったくないわけではないのですが、アラブの人々の声は男女ともに甲高い。低い声が出せる素質があるのに、高い声で話します。

これはイスラムの地域のいたるところで一日5回響き渡る、アザーンの影響があるでしょう。アザーンは礼拝の時間を知らせるもので、5〜6分も続く朗々たる詠唱です。またイスラムは宗教でありながらも生活に根を張った生き方そのものなので、幼いうちからコーランを聞いて育ち、声を高く張りあげ情熱的に読む習慣が身についています。それも甲高い発声を作った一因でしょう。

余談ですが、イスラムの過激派アルカーイダの司令官で2011年にアメリカの特殊部隊に暗殺された（ことになっている）ウサマ・ビン・ラディンは身長が193センチもありました。ということは長い声帯と声道を持っており、本来なら低く深い声が出るはずですが、犯行声明の録音などを聴くとムスリムの男性に共通する甲高い声でした。司令官としてはムスリムらしい声で話す必要があったのでしょうが、それは欧米の声の価値観と、あまりにも違いすぎました。

もしもビン・ラディンの声が1オクターヴ半ほど低い重低音であれば、欧米社会の彼に対する印象も変わっただろうし、もっと距離を狭めての話し合いができたのかもしれません。声は好感も嫌悪感も、聴く人の中で無意識に作り出されてしまうものですから。

さて、アジアでは藁や木で造られた家が長屋のように並びます。アジアの極東にある日本の伝統家屋も木と草（畳）と紙（障子、襖）です。このような建物では声は響きません。

響かないと自然に喉に力が入り、胸に響かせるのではなく喉の高めの位置に当てる発声にになります。ヨーロッパの人々の声が石に作られた声なら、日本人のそれは木と紙に作られた声です。

日本では「声に対する美意識」が語られることはほとんどありません。しかしそれはどのような民族や国でも、文化の流れの中で無意識に共有されて存在しています。

日本の伝統的な発声の美意識は皇室が継承しています。地声よりもいくぶん喉を緊張させて高めにするのは、英国の王室や貴族階級の発声と同じです。脱力した声ではなく、敢えて緊張を感じさせる声は、常にまわりを気遣い気を抜いていませんよという、高貴な身分ならではの抑制やたしなみの表れなのです。

【声のコラム①】

音の好み――澄む西洋と濁る東洋

本文でも述べたように、民族による声の独自性は、その民族を特徴づける体格や骨格、言語、気候風土、住環境そして風俗文化などによって形成されます。それらは無意識ながらも、その民族としての「音の好み」を人々に刷り込んできました。大きくヨーロッパ（西洋）、アジア（東洋）と分ければ、西洋は「澄んだ深い音」を求め、東洋は「平たく濁った音」に魅力を感じてきたといえるでしょう。

ヨーロッパでは声も楽器も雑音を極力排してきたため、メロディに対して和音をつけること、つまりハーモニーが生まれました。合唱や合奏は澄んだ音を重ね、より美しい響きを生み出すように発展したのです。

一方、東洋ではどうしても扁平になる声を人より目立たせ、説得力を持たせるために雑音を混ぜることが好まれました。楽器も同様で、庶民の楽器であった三味線には由来となった中国の三弦にはない「サワリ」という弦がふれると雑音が出るしかけが付いています。笛も同様で、尺八は風のような雑音とピッチの明暗が魅力ですし、能で使われる能管にいたっては、管の中に「のど」という薄い竹筒が入れられており、そのおかげで音程を特定できない不思議な高音を出せるようになっています。

そんな雑音混じりの音は、政治の分野でも威力を発揮しました。第64・65代内閣総理大臣を務めた田中角栄さんは、「角栄節」といわれる独特のだみ声で瞬間的に相手の心をつかみ、「一対一で話したら絶対に取り込まれてしまうからひとりで会ってはいけない」と言われるほどの説得力を持った人でした。その「角栄節」の原点は浪花節。角栄さんは幼い頃、吃音に悩み、浪花節を歌うことで自ら治したそうです。たしかにその声から受ける印象は浪花節そのもの。角栄さんの本来の骨格ならばもっと金属的な声が出るはずなのですが、彼はアジアで説得力を持つ雑音の魅力を自分の声に「なかば意識的に」組み込んだのです。ついでに彼の演説には、通行人の足を止めて引き込んでしまう「バナナのたたき売り」に代表される辻弁士のリズム感がありました。田中角栄さんというと戦略に長け人情とお金で人を操ったように言われますが、アジアの血を刺激する音とリズムを持った演説で、人々に耳を傾けさせ笑わせ、なぜか腑に落ちると思わせてしまった政治家でもあったのです。

しかし角栄さんの浪花節的だみ声が説得力を持ったのは1980年頃まで。それ以降は良くも悪くも外国資本が流入し、人々の価値観が急激に変化していきました。今や浪花節世代はわずかになり、西洋の澄んだ音と整ったハーモニーしか受け付けない聴覚が日本に浸透しています。

そういえば角栄さん以降で大きな人気を得た総理である小泉純一郎さん。彼は浪花節と対極にあるクラシック音楽、特にオペラが好きでしたね。

これからは新しい価値観の音とリズムを持つ演説が必要とされるのは当然の成り行きです。

第三章　歴史と声

歴史を作った声の力

人間は言葉を話すようになったときから、腕力や脚力といった身体的な力とは別種の能力を得たといえます。言葉はそれ自体が力を持つものですが、声はそれを何倍にも増幅することを可能にしました。声は知識や意思を伝え、他人を呼び集め、ときには意のままに動かすことができます。「声の力」を知って使いこなした者は、歴史の岐路でその進む方向すら変えてきました。

古代のシャーマニズムでは神も悪魔も声に宿り、病を治すのも声でした。声は生命であり、魂そのものだと考えられていたのです。今でもインドネシアの部族では、ある種の声によって先祖の知識や歴史を瞬時に知ることができるといわれ、西アフリカの生きた図書館と言われるグリオ（ジャリともいわれる）は、何代にもわたる人々の膨大な系譜や歴史を声で伝えます。

それは言葉では伝えきれない情報を、膨大な記録装置である音声に乗せ、やはり脳の言葉以外の情報をも感受する受け皿へと渡すのです。もちろん言葉は使いますが、言葉よりもずっと多くの情報を伝えることができる彼らの声は、もはや「声術」とでもいうべき、素晴らしい伝達の手段です。

日本には古来、森羅万象のすべては五十音で成り立っているという言霊信仰がありました。8世紀の初め頃に古事記を誦習《しょうしゅう》（書物などを口に出して読むこと）したとされる稗田阿礼は「一目見ただけで口に出して音読（目に触れたものは即座に声で表現することができた）」と伝えられていますし、日本の伝統芸能がすべて口伝であったことからも、日本人は「声術」を近世まで大切に使ってきた民族なのです。

西洋では古代ギリシャ以来の弁論術と修辞学の発達によって、声よりも言葉そのものの比重が大きく、より発展していきました。特に15世紀半ばにドイツのヨハネス・グーテンベルクによって活版印刷技術が発明されると、その発展に拍車がかかりました。印刷技術によって知識の蓄積と拡散が容易になりました。もちろん、それが学問や芸術、科学技術の爆発的な発達を促したのですが。

西洋的な言語レトリックは声よりも言葉を偏重したのです。それは言葉という〝記号〟の解釈と意味が、声に含まれる複雑な感情や人間の本質にかかわる情報を置き去りにしてきたということでもありました。

しかし、その中で声の力に気づき使うことができた者は、強大な影響力を持ちました。その代表が宗教の始祖です。

宗教を作った声の威力

もともとユダヤ教徒だったナザレ出身のイエスは言わずと知れた世界最大の宗教であるキリスト教の始祖です。イエスの行状や教えは弟子や信徒によって新約聖書に書かれていますが、聖書を読むと、そこかしこにイエスが声の力を使ってきたことが推測されます。

たとえばマタイによる福音書に「山上の垂訓」といわれる有名な説教のシーンが描写されています。この説教の内容は大変有名で、現在のキリスト教徒にとっての中心的な教えになっています。その説教の場所は山というよりは小高い丘ですが、反響するもののない外の空間で群衆を感動させるほどの説教ができたのは、イエスがよく響く声を持っていた証拠です。

また、イエスはカファルナウム（カペナウム＝現イスラエル内にある地名）を宣教の中心地としました。当時の住居は玄武岩を基礎にした小さな家がほとんどです。集まった群衆に語りかけていたイエスの演説の場所は、室内よりおもに戸外だったはずです。人々は石造りの壁にもたれ階段に腰掛けてイエスの説教を聞いたことでしょう。

石は声を反響させせます。石の壁を背にしたイエスの声は朗々と響いたはず。山上でもイエスは岩を背にして語ったのではないでしょうか。背後の岩は、離れたところにいる人々にも、よく響くイエスの声を反響させ、さらに増幅させて届けたに違いありません。決して楽ではない暮らしにあえぐ人々の心に、愛を説くイエスの言葉は、その声の力とともに水のように浸透していったことでしょう。

イエスはもともと良い声を持っていたと推測されますが、ほかにも声を響かせる建物構造が音のフィードバックによって人の心を変容させ、その人が偉大な宗教指導者になっていった例もあります。キリスト教の聖人は、聖フランシスコをはじめ、その多くが洞窟の中で修行していますし、神との衝撃的な邂逅は、洞窟や岩窟の中で起こることが少なくありませんでした。

イスラム教の始祖ムハンマドが啓示を受けた場所も洞窟の中でした。

ムハンマドはごく普通のアラブの男性でしたが、年上の妻と結婚したあたりから毎日家を出て洞窟に籠もるようになります。ある日、洞窟でひとりで何かをつぶやいていたとき、突然ジブリール（キリスト教でいう大天使ガブリエル）が現れ、恐怖におののくムハンマドを押さえつけて「誦《よ》め」と命じます。それがコーランで、洞窟を出たムハンマドは、アラーの神の預言者としてイスラム教の基盤を作ったのです。

偉大な聖人の多くが神と出会い、あるいは強烈な啓示を受けた場である洞窟は、人の声を変貌させる異空間でもあります。洞窟で発した自分の声は反響し渦巻き、ときに増幅されて不思議な響きを生みます。そしてここからが重要なのですが、洞窟の中で反響し何倍にも増幅されて豊かに響く自分の声を聴いていると、喉はとても楽に発声するようになるのです。

喉は常に聴覚と脳と連携しながら綿密に力加減を調整し、音程や強さを瞬時に決めています。人間の身体は無駄なことをなるべくしないように、合理的に働くようにできており、声を出すという行為は先に書いたようにほかにも役割を持っている器官を利用しているので、特に無駄を嫌うのです。

洞窟の中では小さな声も反響して響く。となると外で声を出すときほど、発声に負荷をかける必要がありません。当然、より喉の力を抜いた発声になります。これをエコー効果といいますが、その発声で出される声はよく響き、さらに喉が楽になり、同時にその声を聴き続ける自分自身の脳に働きかけ、脳内物質を出して鼓舞し、ときには癒すのです。

聖人たちがどのように神と会いどんな啓示を受けたのかはともかく、洞窟の中で「自分自身の声によって」大きく変わったのは確かです。ムハンマドの話に戻すと、洞窟での啓示のことを聞いた奥さんはムハンマドを応援し、多くの人に伝えなさいと励まします。それはムハンマドが大きく変貌したからこそ、なにか神がかり的な奇跡が起こったと確信したからではないでしょうか。

そこからムハンマドは多くの人にアラーの言葉を伝え始めます。洞窟の中で「楽な発声」を身につけたムハンマドの声は朗々と響いたはず。

「なんだかムハンマドが別人のようになったぞ」、そう感じた人々が、偉大なるアラーの実在を彼の背後に感じ、ひれ伏したのは、まったく不思議ではありません。

古今東西、聖人といわれる人々は、人生のある瞬間に神の声を聞いたり奇跡を見たりして、信仰に捧げる人生を選んでいます。その変容の場所は洞窟が圧倒的に多い。もちろん岩に囲まれているため思索や祈りに集中しやすかったということもあるでしょうが、しかし、洞窟の音響効果による心身への影響は、特に現代のような音響・映像メディアに毒されていない時代には、想像を超えて絶大だったはずなのです。

信仰は声の音響効果で増幅される

さて洞窟の中で起こる音響的・心理的効果をさらに高めて巧みに建築に取り入れたのがカトリック教会です。

初期にはビザンチン様式といわれる巨大なドームを持つ教会が造られました。そこでは司祭の声が渦巻き反響して、天から降り注ぐように聞こえます。マイクもスピーカーもない時代、神の代弁者の声は増幅され共鳴し会衆を圧倒しました。会衆すべてが洞窟効果に包まれたといっても過言ではありません。

さらにロマネスク様式、その後はゴシック様式へと長く尾を引く残響をもたらす巨大建築が造られました。司祭の声を響かせ、呼応する会衆に聖歌やパイプオルガンが荘厳にからむ。毎週のミサは、神の姿を音で体感する異空間となったのです。

人は言葉だけでは動きません。西洋の論理とレトリックが発展を続けた時代に、カトリック教会は論理を超えた神秘を声によって作り出しました。

そのような教会での感動体験は、いかなることでもやり遂げる原動力となるでしょう。キリストの愛を体現し、自身を投げ出して生きることも、キリストの名のもとに戦争を起こすことも、虐殺も侵略も。

キリスト教が常に政治と結びつき戦争によって大きく歴史を動かしてきたのは、新聞もテレビもなかった時代に教会という場が声に乗せて信仰を伝えるメディアとして強力に働いたからだといえるでしょう。

宗教が社会に与えた影響を考えるとき、日本での「オウム真理教」の一連の事件を思い起こします。特に1995年3月に教団が東京の地下鉄に神経ガスであるサリンを撒いた事件では、13人が死亡。多くの人が今も後遺障害やPTSDに苦しんでいます。

教団の教祖である麻原彰晃死刑囚は地下鉄サリン事件から約2ヶ月後に逮捕され、第一審で死刑が確定。ほかにも実行犯とされる信者12人が死刑判決を受けるという大きな事件でした。この教団には多くの若者、それも東大や京大や医大などを卒業した高学歴のエリートがたくさん入団していました。当時からずっといわれていた「なぜ生活に困っておらず、高学歴で将来を期待されたエリートたちがこんなに簡単に犯罪行為に手を染めてしまったのか」という疑問は今も残ります。

あるとき、数名の元信者とオウム真理教を取材した人に「麻原氏の声はどんな声でしたか」と訊いてみました。全員の答えは示し合わせたように同じでした。

「ものすごく良い声でした。あの声を聴いたら誰でも説得されてしまう」

やはりと思いながら音源を探して聴いてみると、なるほど見事な声です。ときには明るくユーモアをたたえ、深くも強くも優しくもなる。幹部への命令には迷いのない迫力がある。一言で表現するなら「ただものではない」、そんな声でした。まさしく彼は、一世一代の宗教家か、あらゆる人間をたやすく虜にする詐欺師かのどちらかであったのでしょう。

麻原死刑囚は洞窟で修行したわけではないでしょうが、その代わり目が不自由でした。目が見えない人の感覚はものすごく鋭敏で、特に音に対しては普通では信じがたいほどの感受性を持っています。麻原死刑囚は、声が人の脳に働きかける影響力を知り尽くしていたに違いありません。

麻原死刑囚のマントラを聴いたことがあるという人が、こんなふうに言っていました。

「鳥肌が立った。何を言っているのか内容などわからないのに、心身を揺さぶられるようだった」

これが声の力でなくて、なんと言えばいいのでしょうか。

声の力を増幅させる音声メディアの登場

録音という技術によって音が保存・再生されるようになったのは1877年のトーマス・エジソンの発明からでした。

世界初のラジオ放送は1906年、世界初の公共放送は1920年にアメリカ・ピッツバーグのKDKA局で始まりました。日本では断続的な試験ののち、初の公共ラジオの放送は1925年に実現します。

ラジオによって大きく変わったのは情報伝達の速さと大きさです。それまでのおもな情報伝達手段は活字。産業革命期以降に創刊が続いた新聞でした。日本では読売新聞が1874年に、朝日新聞が1879年に創刊されています。

新聞に続く、このラジオの出現によって、多くの人が同じ情報を同時に共有できるようになりました。マスコミ（mass communication）＝大量伝達・大衆伝達時代の幕開けです。

1929年には英国放送協会（BBC）がテレビの実験放送を開始。その数年後には世界中で実験放送が行われ、日本では1953年にNHKのテレビ放送が始まりました。

一般家庭への普及は1959年以降ですから、家庭に映像マスメディアが置かれるようになって、わずか50年あまりしかたっていないんですね。テレビは何十万、何百万もの人が同時に同じ映像を観て同じ音声を聴く。文字が読めない人にもテレビは情報を届けられるのですから、その影響力の大きさは活字メディアの比ではありません。

アメリカではその時期に声に対する意識が高まり、ヴォイストレーニングが一気に広がりました。それまでは目の前にいる人々に思いや情報を伝えるために使っていた声を、大衆を一気に動かすという目的で使うようになったのです。

もはや宗教を利用しなくても、政治はメディア戦略によって、大衆を思い通りの方向にリードすることが可能になりました。

ケネディは声でニクソンに勝った

アメリカの政治家は、声こそがメディア戦略の要であり、勝敗のカギを握っていることを熟知しています。見た目、つまり容姿や外見は脳の視覚野で、言葉は言語野で意識的に処理されますが、声は聴覚から無自覚なままに取り込まれ無意識の領域に印象を形成してしまうからです。そうした戦略は、ラジオとテレビ放送が始まって間もないときからすでに研究されていました。

ジョン・F・ケネディは、圧倒的有利だったはずのリチャード・ニクソンを破り1961年に第35代アメリカ合衆国大統領に就任しました。この勝因は大統領選で初めて導入されたテレビ討論だったと言われています。ケネディは声のトレーニングをした初の大統領としても知られ、それ以来、アメリカの政治家やビジネスリーダーはこぞってヴォイス&スピーチトレーニングをするようになったのです。

当時のアメリカではWASP（ワスプ＝White Anglo - Saxon Protestantの略）と呼ばれる

人々が、政治や経済の主流となっていましたから、ケネディがカトリック教徒であること、アイルランド系であることは大統領選において大変なマイナス要素でした。それにもかかわらずテレビ討論をきっかけに支持率が逆転したことから、その後はケネディの演説の方法論が伝説のように喧伝されるようになりました。実際のところはケネディ陣営の選挙不正が発覚し、必ずしもフェアに逆転したとは言えないようですが。しかしたしかにテレビ討論の演説にはケネディに票を入れようと有権者に思わせるだけの効果がありました。

スーツの色などでテレビ映りを狙ったなどとも言われていますが、当時の白黒の映像では、勝敗にかかわるほどの違いには見えません。

では声はどうでしょうか。ケネディのほうが張りがあり若干高め、対するニクソンはソフトで決して悪声ではありません。しかし演説を始めると、歴然たる差が出てきます。ケネディは顔の位置をほとんど動かさないため、音声が安定しています。そして特に美声ではないけれど、大切な単語をもっとも出しやすい音程で効果的に響かせています。

そしてもっともトレーニングの効果を感じさせるのが「瞬きするタイミング」です。トレーニングをきちんと受け、高度なテクニックを体得した話し手や歌手は、フレーズの途中では決して瞬きをしません。瞬きはピッチ（微妙な音程）を下げてしまうからです。

ケネディは単語の切れ目、あるいは単語のはじめなど、明らかにフレーズを意識して瞬きをしていました。呼吸や単語など言葉の流れと連動しているので、とても自然で演説の内容がまっすぐに届きます。

一方、ニクソンはとにかく瞬きが多い。フレーズにおかまいなくパチパチとやるので、そのたびに音声は不安定になり、さらに顔を前後左右に無駄に動かすため、これまた声が揺れてしまっています。

ケネディの声は自信と誠意に満ちてストレートに心に届くのに、ニクソンの声からは不安を感じます。自信がなさそう……嘘っぽい……。そんな漠然とした不安感は時間の経過とともに「無意識に」聴く者の脳に蓄積されていき、具体的な政策の内容すら凌駕して「ニクソンではダメだ」という印象を与えてしまったのでしょう。

戦争の世紀に刻まれた声たち

20世紀は戦争の世紀といわれました。日露戦争、二つの世界大戦、スペイン内戦、朝鮮戦争、ベトナム戦争、イラン・イラク戦争などなど、戦争や紛争による死者は1億6000万人とも言われています。19世紀の戦争による死者が2000万人弱であったことと比べると、いかに悲惨な世紀だったのかと戦慄をおぼえます。

どの時代でも戦争に向けて世相を煽るのは声でした。ラジオやテレビ、映画といったマスメディアの登場で、国の指導者の声が前世紀とは比較にならないほど大きな影響力を持つようになったのです。

イギリスで、名演説家と言われたウィンストン・チャーチルは、第二次大戦時に、ナチス・ドイツの襲撃を受けてなお「決して降伏しない」と力ある演説でイギリス国民を勇気づけました。チャーチルは安定感のある低めの声で、あまり明瞭でない発音ながらも、ゆっくりと情熱を高めていく。内容は好戦的で攻撃的なのに危機感を煽るというよりは、そのどっしりとしたテンポで防衛力の堅固さをアピールし、守られる安心感を国民に与えるものでした。

英国王ジョージ5世が亡くなり、後継ぎだったエドワード8世は王位を捨て、その弟のジョージ6世が国王になるという不安定な王室。しかもジョージ6世は吃音がひどく人々の前になかなか姿を現さない。そんな中で国民を鼓舞しドイツに宣戦布告をしなくてはならなかった。チャーチルの声は、あの時代だったからこそ人々の心を動かした劇場型演説のはしりだと言えるでしょう。チャーチルはまた、20代前半で声の威力に気づき、自分自身で熱心にトレーニングをして、力のある声を手に入れた政治家でもあります。

1979年からイギリス初の女性首相を務めたマーガレット・サッチャーも声を意識的に変えた政治家として知られています。

サッチャーはもともと高めの声の持ち主で、声を頭のほうに響かせる発声でした。身体の共鳴を使って話すことができず、喉に力を入れてしまうタイプです。

映画『The Iron Lady（邦題：マーガレット・サッチャー　鉄の女の涙）』や伝記などでは、サッチャーは声を低くトレーニングしたと言われていますが、サッチャーの地声は体質的に声帯をはじめ呼吸器があまり強くないことを表しています。だから声をただ単純に低くしただけでは、弱くかすれて力のない発声になってしまうのです。

実際のところは、強く印象づけたい語の母音を「低めの位置に響かせるように」変えています。そのおかげで、ともすればヒステリックに受け取られていた印象が、自信と威厳にとって代わり「決断する鉄の女」を前面に出せたのでしょう。彼女は後年、加齢によって声門まわりが硬化し現役時代よりもずいぶん低い声になりました。

亡くなる数年前、久しぶりに彼女の声を聞きました。もともと強くない喉を酷使し、男性優位の政治の世界でまさしく声を武器としてさまざまな困難に立ち向かってきたそんな過酷な人生が滲み出している声でした。

さて、劇的で扇動的な演説の典型はなんといってもヒトラーです。ヒトラーの地声はさしたる特徴もなく、むしろ穏やかで弱々しい。しかし音響効果を巧みに使い、演説を演出するパフォーマンス能力に長けていたヒトラーは、ひとたび演説を始めると熱狂する聴衆の力に呼応するかのようにテンションを上げていき、最高潮に達すると機関銃のようにがなり立てました。その力強く、同時に切迫感すら与えるエネルギーが、第一次大戦敗戦による疲弊と混乱、さらに追い打ちをかけた世界恐慌による経済の破綻にあえぐ人々の怒りと共鳴し、増幅し合って狂気を生み出したのです。

最高潮に達すると神がかった狂気のスイッチが入るヒトラーや、その側近ルドルフ・ヘスの扇動的な声に対し、数百万のユダヤ人を強制収容所に送った責任者アドルフ・アイヒマンの声はあまりにも凡庸です。淡々と事務仕事をこなす几帳面なお役人、といったふうで拍子抜けするほど。そんなアイヒマンが、数百万人の殺戮にほぼ無自覚なまま加担してしまった。そこに戦争の狂気があります。

「私の罪は従順であったことだけだ」というアイヒマンの肉声が残されています。彼とよく似た要素を持つ声は、現在の日本でもそこかしこで聞かれます。

【声のコラム②】

音声メディアが引き起こしたルワンダの悲劇

中部アフリカにルワンダという小さな共和国があります。ここで1994年にジェノサイド（民族浄化）と呼ばれる大虐殺が起こりました。ルワンダにはおもに遊牧系のツチと農耕系のフツという民族が暮らしていましたが、わずか100日の間に、フツ族が100万人とも130万人ともいわれるツチ族を殺害したのです。この国では以前から民族間で紛争が絶えなかったものの、この爆発的な虐殺にはラジオが大きくかかわったと言われています。

発端はフツ系の政府軍とツチ系のルワンダ愛国戦線の武力衝突でした。それから何年かかけて民兵が組織され、ジェノサイドは政府筋で周到に計画されました。4月にルワンダとブルンジの大統領が乗った飛行機が撃墜されたのをきっかけに、その翌日からルワンダ軍と民兵グループによってツチ族の無差別殺人が始まりました。フツ族の一般市民までも殺害に関与するように強要され、それを煽ったのがマスメディアだったといわれています。

それまでにも新聞などの活字メディアではツチ族へのヘイトスピーチが盛んに書きたてられていました。しかし、一般大衆は識字率が低く、活字では効果が弱かったため直接的な扇動にはラジオという音声メディアが使われたのです。

国営のラジオ・ルワンダは識者や権力者を起用してツチ族の残虐性を訴え、ミルコリンヌ自由ラジオ・テレビジョンは若者に人気のあるＤＪを起用して、殺害すべきツチ族がどこにいるかをリアルタイムで教え、またフツ族の結束を促す歌を繰り返し流しました。また、すべてのツチ族が反政府ゲリラであるかのような印象操作も行ったといわれています。

今ではこの紛争の背後にはフランスやベルギー、そしてアメリカの姿も見え隠れし、国内の単純な民族紛争ではなかったことが明らかになりつつあります。しかしそんないくつもの条件が重なって燻っていた火種に一気に油を注ぎ、一般市民までもが隣人や友人を殺戮するという悪夢を現実にしたのは、やはり間違いなくラジオというマスメディアの「声」でした。

これはルワンダに限った特殊なことではありません。今回の件はラジオから流れてくる声が大衆を煽ったというわかりやすい例ですが、今現在も国際世論を動かし公然と一国の指導者を失脚させるような大掛かりなメディア戦略が仕掛けられています。

「サダマイズ」という言葉を最近知りました。これはイラクのサダム・フセインがされたように政府指導者のイメージを操作して、悪人に仕立てることだそうです。それには公正だと思われているニュースなどの報道番組が大きな役割を果たしているとのこと。そこでは何も考えずに視聴している人々の印象を操作する「計算し尽くされた音声」が巧みに使用されていることはいうまでもありません。

第四章　声を聴けば、すべてがわかる

声はあなたの過去と現在、未来をも刻む

東洋の易学を学ぶ人によく知られた本に、中国の宋時代に書かれた『神相全編』という理論書があります。そこには声を聴けば育ち方から性格、健康状態までわかってしまう「声相」について記されています。

「あなたにはお兄さんがいますね」
「引っ越しが多かったんですね」
「あなたのお母さんは数年前から心臓が悪いでしょう」
「10代後半から頭痛持ちですね」

そんなことを初対面で言い当てられると、たいていの人はびっくりします。この人は霊能者ではないかと思うかもしれません。でも、これはオカルトでもないし、マジックでもありません。

声にはあなたの過去と現在の心身の状態がすべて刻まれています。声はあなたの人生を記録し続けるレコーダーです。声を出すことは、あなたがどこで生まれどんなふうに育ち、

どんな性格で昨日何を食べたのかまで克明に記録された履歴書をさらすようなものなのです。

『神相全編』にはさらに、声からは過去や現在の状態だけでなく、長生きするか早世するのかなど未来までも予見できると書かれています。

「そんなばかな。たかが声でそんなことがわかるわけがない」

普通はそう思いますよね。

でも、東洋医学で使われる古代中国の医学書『難経』には声に含まれる音で病気の診断をする方法が書かれていますし、アメリカの大学病院では声を録音してフィルターをかけることで特定の病気を診断する試みが始まっています。

近い将来には、その科学的根拠がもっと整理され、血液検査もＣＴもＭＲＩも胃カメラもせずに、声だけで病気の可能性や余命までもが未来設計図のように描き出されるようになるのかもしれません。

つい最近、アメリカのデューク大学の研究チームが行った調査では「声の低い経営者は高い声の経営者よりも平均年収が約１９００万円も高い」という結果が出てニュースでも話題になりました。これは声と収入にまつわる話ですが、さまざまな事象と声との間にはシビアな相関関係が存在しています。宋時代の中国でも、現在のアメリカでも、もちろん日本でも、声によって人生の筋道が少なからず見通せることは、統計と分析結果が証明しているのです。

言葉は嘘をつけるけれど、声は真実をさらす

「オレオレ詐欺」――最近は「母さん助けて詐欺」などというものもあり、まとめて特殊詐欺と呼ぶそうですが、２０１３年度の被害総額は実に４８７億円近くにのぼったそうです。

「オレだけど、大変なんだ。会社の小切手を入れたカバンをなくしちゃって」などなど、どきっとさせる内容の「言葉」でうろたえさせ、お金を払うしか解決する方法はないと思い込ませる。顔すら出すことなく「言葉」のみによる巧妙な詐欺です。

普通の状態ならば、身内の声をそう簡単には聴き違えないでしょう。しかし非日常で危機的な状況をうたう言葉によって、人はあっけなく騙されてしまうのです。そのような電話がかかってきたら、本当に自分の身内かどうか名前を確認すればいいのですが、最近は名簿を入手していて、正しい名前を名乗り、勤務している会社まで把握しているケースも

多いそう。

だから、まず深呼吸して落ち着いて声をちゃんと聴きましょう。しばらく相手に話させて、違和感を覚えたらその感覚こそが正しいのです。とはいえ最近は代理人を装って電話をしてくるパターンもあるそうで、騙される人は後を絶ちません。

声の先進国アメリカでは、「詐欺師に共通する声の要素」をデータ化して、詐欺被害を防ぐ装置の開発まで研究されているそうです。

たしかに詐欺を働く人には、「何かになりきる」という特徴があります。しかしなかなか「なりきる」ことができないのが人間ですから、必ずどこかに無理が出るのです。そろそろ日本でも、声から詐欺を暴くための研究が始まるかもしれませんね。

ところで、ＹＵＩさんという歌手の「ＷＨＹ」という曲の中に、こんな歌詞がありました。

「どうして人は言葉を持ったのだろう　心が見えにくくなる」

この曲は愛する人の嘘に苦しむ心模様を歌ったもので、声についてのことではないのですが、この言葉に私は大きく頷いてしまいました。

人は言葉で思っていることを伝えます。しかし言葉は「頭で考えて作るもの」です。だから言いたくないことは言わないでおくことも、嘘をつくこともできる。文脈によっては誤解も起こりうる。しかし声は正直でストレートです。いくら言葉で「YES」と言っていても、声には本心の「NO」が滲み出る。これが声の恐ろしさであり素晴らしさでもあります。

たとえば、話す相手の言葉が巧みで話を聞いているとつい納得させられてしまう。だけど言葉から注意をそらし「声」だけに耳を傾けてみると相手の本当の心が見えることがあります。そこでなんとなく「変だな」とか「いやだな」と感じたら、その感覚を信じてみてください。

「オレオレ詐欺」は言うに及ばず、たとえば仕事関係の取引先でも、話していてそんな感じを受けたら、その商談なり交渉はいったん引っ込めて、きちんと調査してみる必要があるかもしれません。たとえ仕事上は問題がなくてもその後、その人とあなたは相容れない何かがあってトラブルになる可能性も大なのです。

言葉はとても有用なものですが、それを発する声にこそ、もっと注意を向けてほしいと思います。声は言葉にできないものを表現してくれるけれど、言葉では隠し切れないものも露わにしてしまいます。声には真実がさらされます。そして、それを読み取る感覚は誰もが持っているはずなのです。

誰でも声から情報を読み取っている

生まれたばかりの赤ちゃんは生存がかかっているだけに、とても精緻な音感を持ち、周囲の人の声からさまざまな情報を読み取っています。その「声を読む能力」は成長とともに視覚に主役の座を奪われ脇役になっていきますが、大人になってからでも意識することで、いつでも取り戻すことができます。

この本を書いているときに、娘が10年ほど前のことを思い出して話してくれました。

それは私が引っ越し先を探し、インターネットでいくつか賃貸物件の候補を決めて不動産屋さんに電話をし、現地を見に行く段取りをしていたときのこと。

電話の近くにいた子どもたちには相手の声がよく聞こえたそうで、電話を切ったとたんに「大きな声の人だねえ、ここにいるみたいによく聞こえたよ」と言うので、私はつい「この人は身長170センチ、年齢は28歳くらい。がっしりしているけれど太ってはいない。チャームポイントはエラが張った四角いお顔」と言ってしまったのです。

まもなく待ち合わせをした現地に現れた不動産屋さんは、私の説明の通り。子どもたちは笑うこと笑うこと。そのうえ「何歳ですか？　身長は？」などと不躾なことを訊いては答えに大喜びするものですから、頭がどうかした親子だと思われたことでしょう。

そんな娘も今では、声を聴いただけで体格と顔の骨格はぴたりと当てられるようになりました。

「声を読み取るなんてこと、自分にはできないわ」。

そう思いますか？　しかし声から情報を読み取ることは、少なからず誰もが無意識に行っていることなのです。

身近な人が、昨日まではうってかわった鼻声やガラガラ声になったら「あれ？　風邪をひいたんじゃない？」と思いますよね。これは声帯まわりの直接的な変化なのでもっともわかりやすいのですが、そのほかにも声が普段よりくぐもったり、発音がずれるような感じになったり、芯がなくフワフワした声だったりしたら「あれ？」と思うでしょう。体調の変化は顕著に声に出るものです。

また、姿が見えなくても、声から相手の感情を読み取った経験は誰にでもあるのではないでしょうか。電話で話していたりして、なんとなく不機嫌そうだと感じたり、「あれ、顔をしかめて話しているんじゃないかな」と思ったり、あるいは笑いをこらえた声などもよくわかるでしょう。

顔の表情筋の動きが声に与える影響は絶大なのです。目を閉じたり、眉をひそめるだけでピッチは下がりますし、わずか1センチほど顎を引いたり前に突き出したりしても音声は変わります。音質や音色にいたっては口の開き方や眉の上げ下げ、肩や首などのわずかの筋肉の動きで無限に変わるのです。

声から容姿を想像することも、実は多くの人が無意識にしていることです。

どっしりと落ち着いた低音の声を聴けば、なんとなく堂々たる容姿を思い浮かべるでしょう。つぶれただみ声からは意地悪で不健康そうな姿を、小さくくぐもった声からは猫背で自信なさそうな姿を、明るい響きでよく通る声からは表情豊かで元気な人を、透き通ったさわやかな声からはすらりとした美人を想像するのではないでしょうか。

声で病気がわかる

声を出すためのエネルギーは呼気流ですが、呼吸器である気管や肺の異常や、精神的に呼吸が乱れる要因（緊張や動揺、あるいはストレスなど）も、声にそのまま出てしまいます。さらに心臓の状態や、どこかに痛みがある場合、さらにホルモンの影響も声には出てしまうのです。女性だとホルモンバランスが大きく変化する月経や妊娠といった状態は、とても声に表れやすいので、歌手など声を酷使する仕事ではその期間には特別なケアが必要になります。アメリカで行われた実験では、排卵期（＝妊娠可能期間）にも声が変化するという結果が出たそうです。排卵期は女性本人にもなかなかわからないものです。しかし身体の中では卵胞ホルモン（エストロゲン）と黄体ホルモン（プロゲステロン）が増え、基礎体温が上昇するという大きな変化が起こっているので、それが声に表れることはまったく不思議ではありません。しかもその声の変化は、男性に「無意識に」感知され、下心などまったくない男性も、なんとなくそわそわするそうですよ。

声は生命活動に必要な器官を利用しているということ、そして他の大きな臓器や骨や筋肉、さらにはホルモンの分泌にいたるまでが影響するということ。それはつまり、声にはそのときの健康状態がもれなく出てしまうということです。

前の項で少し触れましたが、アメリカの大学病院では、声に含まれる要素から病気を診断する試みが始まっています。声をコンピューター処理して特殊なフィルターをかけると、糖尿病だとかヘルニアだとか腎臓病だとかわかってしまうのです。こんな事実を知ると、「声は究極の個人情報である」ということに、思わず頷いてしまいませんか？

風邪ひき声は誰でもすぐにわかります。そこまではっきりとした変化でなくても「あれ、なんだか声がいつもと違う」と思ったら要注意。声が普段と違っているということは「身体の状態になにかの変化がある」ということなのですから。

友人が「電話で久しぶりに話した母親の声がちょっと変だったんだけど、どうしたらいい？」と訊いてきたことがありました。

「どこがおかしいというわけではないのだけど、何かが違うように思うの。本人はどこも悪くないと言っているのだけれど」

もちろん即、病院で全身の検査をするように勧めました。その結果、大きな病気――脳腫瘍が見つかったのです。

声に感じた、議員のかかえていた病気

しばらく前に、NHKの日曜討論の音声をたまたま車の運転中に聴いていたときのこと。ある議員の声を聴いた瞬間、驚いて思わず車を路肩に寄せました。

話し方は丁寧で、内容もしっかりとしていましたが、その声は病院のベッドにいるべき重病患者のもので、とても普通に椅子に腰掛けていられる健康状態の人とは思えませんでした。停車して映像を観ると、その議員は背筋を伸ばして淡々と話していて、見た目はまったく病人のようには見えません。私の頭の中はクエスチョンマークだらけになり、大き

な違和感が残りました。

その後、国会中継でもその人が映ることがありましたが、だらしなく居眠りしたり、お喋りをしている議員が目につく中で、その人はきちんと背筋を伸ばして目をかっと見開き、身じろぎもせずに審議に集中していました。

声から判断すると他のどの議員よりも身体状態は悪いはず。しかしその毅然とした姿勢からは病気の影はうかがえませんでした。うーん、どう聴いてもこの議員さんは重病なんだけどな。私の耳がおかしくなったのか、それとも彼の身体がものすごく特殊なのか……。

それからしばらくして、その人が本を出版され、実に40年近くも癌との闘いを続けてきたことを公表したと知ったのでした。

あの議会の映像は今も目に焼き付いています。彼は文字通り政治に命をかけていた。政治にかかわっている時間は一分一秒も気を抜かず、居眠りなどもってのほか。政策や思想信条は別としても、これこそ国民の信を担って国会議員になった人のあるべき姿でしょう。

声に表れる性格と精神状態

ここまで読み進めてくださった方は、「体格や体調が声に表れるのなら、性格も声に表れるんじゃない？」と気がつくことでしょう。その通りです！

高低差の激しいキーキー声で話す人は感情のコントロールができず自己中心的だし、低く柔らかな声の人にせっかちはいません。

気が弱い人は、やはり声にも芯がなくか細い。喉に異常がないのにかすれ声の人は、非常に頑固で自分自身をも抑圧する人です。

相手によって声が変わる人は、コンプレックスが強く自分に自信がない。芯があるのに温かみのある声はリーダーシップをとれる人。

落ち着いているけれどくっきりとした印象がある声は、真面目で誠実である証です。

話しているときの精神状態もそのまま声に表れます。鬱々としていたら、やはり声は低く小さくなるし、気分が高揚したり興奮すれば声は上ずります。

嬉しいときには明るく大きな声になるし、悲しいときには声も重く沈みます。ほのぼのとしたときには、やはり声もふんわりとしているものです。

どうですか？　周りの人々の声を思い浮かべてみてください。声にはさまざまな情報が表れていることが実感としてわかってきたのではないでしょうか？

【声のコラム③】

古代の人々は声に含まれる周波数で治療した

マルタ島のパオラという場所に「ハル・サフリエニの地下墳墓」という遺跡があります。1902年に発見され、今は世界遺産になっている4500年前の納骨堂兼葬祭場です。この遺跡は地下に3層にわたって石で造られており、第2層にはいくつかの部屋があるのですが、そのうちのひとつ「神託の部屋」は特殊な音響効果を起こす構造を有していて音の研究者を驚かせました。

この部屋では女性の声はほとんど反響しないのに、太い男性の声は強く反響し、骨を震わせるような共振を起こします。その残響は最大で8秒！　これはもはや音の増幅装置といってもよいほどです。実地調査にかかわった研究者は「自分の中を音が突き抜けていくとともに深いリラックスの感覚がもたらされた」と述べています。

アイルランドにはやはり旧石器時代のものと考えられているニューグレンジという遺跡があります。これはハル・サフリエニの地下墳墓よりさらに数百年前に造られたものですが、この遺跡でも音が特殊な響き方をする場所があるということが、研究者とBBCの共同調査でわかりました。

ハル・サフリエニの地下墳墓の音響を再現した実験では、男声の低い周波数域である70〜130ヘルツが脳活動に物理的な効果をもたらすことがわかりました。これは洞窟効

【声のコラム③】


果の増強版のようなものです。

5000年前の人々がすでにある種の声の周波数帯が人体に及ぼす影響を知っており、それを増幅するような建物の設計技術を持っていたことには驚くばかりです。

男性の低い声といえば、今でもシャーマンが実在しているというトゥバ共和国やアルタイの「カイ」を思い起こします。「カイ」は喉歌といわれる特殊な発声法を用いる歌で、口腔で倍音を増幅させることによって、声帯が出すことのできる音域よりも低い音を作り出すものです。倍音発声では地音の上で高音の笛のような音を出す「ホーメイ（ホーミー）」がよく知られています。「カイ」は地を這うような低音ですが、聴いていると不思議な心地よさが全身を巡り、なんともいえない感覚になります。アルタイでは現在でも「カイ」の歌い手のもとに心身の治療を求めて人が集まるそうですよ。

第五章　社会と声　生きにくさの正体

社会の価値観と世界一高い日本女性の声

日本では長らく女性は「弱いもの」であり「虐げられるもの」でした。

「江戸いろはがるた」に記され広く知られていることわざに「老いては子に従え」というものがあります。これは「女性は幼いときは親に従い、結婚したら夫に従い、老いては子に従え」という三従と言われる儒教の戒めです。

今でこそ「あり得ないでしょ」と思いますが、江戸どころか、明治・大正、そして昭和になってからも、戦後しばらくはこれが女性の生き方としてあたりまえだったのです。

戦前には女性の集会は禁止され、弁護士も1933年に弁護士法が改正されるまでは、どんなに志があっても女性である限り、就くことのできない職業でした。女性の参政権が認められたのは1945年のこと。世界で最初に認められたニュージーランドは1893年ですから、日本において、どれほど女性の権利が制限されていたかわかるでしょう。

戦後になって少しずつ女性の立場が変わってきたとはいえ、「女の子なんだからこうしなさい」あるいは「女の子はこんなことをしてはいけない」という教育は、戦後生まれが親になる時代までずっと続いてきたのです。

1960年頃までは家庭でも社会でも弱い立場の女性は、男性の庇護がなくては生きていけませんでした。女性の教育の第一の目的は「良妻賢母」になるため。花嫁修業のための教育機関があたりまえに存在していたのは遠い過去の話ではありません。

鳥はオスが美しい飾り羽を持ち、メスに選んでもらうためにけなげに練習を重ね、愛の歌を歌います。でも人間は女性が男性に選ばれるために装います。同時にさまざまな制約を受け、あるいは自らを抑圧してきたのです。女性は人間としてのアイデンティティ以前に「女性らしくあること」が求められました。

では声にとって、もっともわかりやすい女性らしさとはなんでしょうか？　それは音程の高さです。「声が高い＝女らしい」、そんな価値観が知らぬうちに社会に浸透し、定着してしまった国、それが日本です。日本女性の声は世界一高い声です。

「今は女性のほうがよほど権利が認められているし、強いじゃないか」

男性からのそんな抗議が聞こえてきそうですね。たしかに、今は働く女性は多いし、社会的にも家庭の中でも一方的な弱者とはいえないでしょう。しかし環境によって作られてしまった社会的価値観は、そう簡単には変わりません。環境も価値観も、それを作り出した人々の思惑と願望を反映するものだからです。

数年前に、ある大学で声を分析したことがあります。若い女性の声はとにかく驚くほど高い。身長が低いわけではなく、むしろ高い女性のほうが多いのですよ。なのに声の高さはどう聴いてもソプラノです。女性だけのテーブルでも、男性と一緒のテーブルでも、声の高さにあまり変わりはなく、地声より3〜5度ほども高くしているように感じました。無理に高くしているので、喉は締め付けられ声帯は不必要なほど引っ張られてハイテンションです。声だけを聴いていると、まるで早回しのテープか、小人族の国に迷い込んだよう。周波数でいえば350〜450ヘルツほどが主流で、これは先進国の女性の中では信じられない高さです。

小学生からよそ行きの声？

今はひとりで一台の携帯電話を持つのがあたりまえの時代ですが、急激に普及したのは21世紀になってからです。わずか十数年前には、まだ固定電話が中心でした。

家族で食事中に電話がかかってくると、お母さんが「はい、○○でございます」なんて、普段の声から1オクターヴも高い声で受話器をとって家族が顔を見合わせて笑う、などという場面がドラマや漫画でもよく描かれたものです。

そんな電話に限らず、女性は男性に比べると声を「装う」傾向があります。いわゆる

「よそ行きの声」を自分でも知らぬうちに作ってしまうのが女性なのです。

なんと女性は、小学校の低学年のうちから声を装います。かつて小学校と中学校で、子どもたちがどの程度「声を作るのか」を調べたことがあります。小学校6年生では約6割、中学校3年生では9割以上の女子生徒が声を作っていました。

声を装う、あるいは作る、とは「本来の地声でない声で話す場面がある」ということです。年齢が上がるとともに、声を作る場面の割合が増えていく、つまり地声に対する作り声のパーセンテージが上がるのも確認できました。興味深いことに、声を作り出すのは初潮を迎える年齢とほぼ一致しているという結果も出ました。

初潮は否応なく自分が女性であることを自覚させられる身体変化です。変化は少しずつなら無自覚でいることもできますが、ある日突然やってくる初潮は、それまで漠としていた自我に「女性」という枠を与えます。それは、それまで人間として子どもとして感じたり行っていたことに「女性」という線引きがされることであり、ある種の不自由さを強いられるものだと言えるでしょう。そのときから、これは無意識にですが、「女性とはこうあるべきもの」という社会的な価値観に自分をはめ込み同化しようとしてしまうように思うのです。

他人と話すときによそ行きの声で話すお母さん、テレビでは女性タレントがきゃあきゃあと判で押したような作り声で騒いでいる。第二章で書いたように、人間の声は環境音フィードバックによっても影響されるのです。日本の女性は「作り声」文化にどっぷりと浸っています。

私の調査では、声を作っている最年少の女の子は、なんと4歳でした。このケースはさすがに初潮とは関係ありませんが、家にいる間はほとんどテレビを観ているというお子さんでした。

日本は文化的で、衛生的で衣食住も充実している国です。旅で訪れた外国の人々の好感度は世界でもトップクラスです。

それなのに「なんだか生きにくい」、そう訴える人が実に多く、特に若い女性からは切実な「生きにくさ」を感じます。私はその原因のひとつに「作り声」があるように思えてなりません。

作り声――クレーン女子の生きにくさ

少し前にこんなことがありました。

高速道のサービスエリアに降りたときのこと、私は愛犬を連れて屋台が並び混雑する通路をゆっくりと歩いていました。前には20歳そこそこの若いカップル。女性はロングヘアを栗色に染め、ミニスカートに高いヒールのブーツを履き、男性の腕にしがみつくようにして甲高い声で話しています。

ヒールの分を差し引いても身長が高くすらりとしている。彼女の地声はこんな声じゃないはずなんだけどな、そう思いながら、広くなった場所で横をすり抜けた瞬間、「うわでかっ、こわっ」とドスのきいた声が聞こえました。とっさに振り返ると、その声の主はブーツの彼女。

「驚かせちゃってごめんなさいね」と謝ると、「いいえ〜。うちも実家で犬を飼ってて〜」と愛犬を撫でてくれ「でかワンちゃん、バイバイ」と手を振ってくれたのでした。その声は先ほどの甲高い声ではなく、声帯と声道が長く、低音に豊かな響きを持つ彼女の地声でした。

またキャンキャンした声に戻って彼と話し始めた後ろ姿を、「さっきの声のほうがずっと魅力的なのに」と心で呟きながら見送ったのでした。

甲高い声で一生懸命に話す、そんな彼女とは裏腹に、彼のほうはスマホをいじったりきょろきょろとお店を見たりして、適当に相槌を打っているような感じ。

きっと彼女は家に帰ったら、「大好きな彼と過ごして楽しかった」と思うと同時に、ハイヒールのブーツを脱ぎ、痛む足をさすりながら「楽しかったけれど、疲れたなー」と思うんじゃないかしら。作り声は本当に消耗するものです。それは心と身体に不要な無理を強いていることなのですから。

余計なお世話ですが、彼女には「その低音の豊かな地声をさらけ出して話せる男性とお付き合いしてほしいな」と願ってしまったのでした。ひとりになってようやく地声、つまり本当の自分に戻れる生活なんて、そう長くは続けられないものです。

作り声を出すということは、クレーンで背中を吊り上げられながら歩いているようなもの。地面をしっかりと踏みしめて歩きたいのに、声は心身に反して、吊られて浮つく。身体はなんとか安定させようとバタバタと抗います。見た目は普通を装っていても、内部はもがき続けている。ブーツの彼女はまさにそんな状態でした。

実のところ、最近はこんな「クレーン女子」をよく見かけるように感じています。「生きにくさ」を訴える若者は、自分がクレーンで吊られていることに気がついているのではないかと思います。だけどどうやったらクレーンをはずせるのかわからない。それが「生きにくい」とか「息苦しい」という言葉になって表れているのではないでしょうか。

世相と声の高さの変化

女性アナウンサーの声は社会が求める声を映すバロメーターなのですが、戦後から1970年代まではとても高かったのです。それは先述したように、日本の社会が声の高さに女性らしさを求めたからにほかなりません。

しかし80年代になってバブル期に入ると、女性の声はぐっと低くなりました。この時期は海外留学や親の海外勤務による帰国子女が増え、男性に頼らずバリバリと働くキャリアウーマンがもてはやされました。服装も肩に大きなパッドが入り、肩幅を広く見せるジャケットが流行していましたね。

ＣＮＮなど英語のニュースが日本でも流され、バイリンガルの女性アナウンサーが増えた時期でもあります。アメリカの女性アナウンサーの声はとても低いので、日本でもバイリンガル女子は地声よりもさらに低めの声で話していたものです。

そしてこの時期には作り声やいかにも女性っぽく装った声は嫌われ、女性が地声で本音を語りだしたのです。未知の世界に飛び込んで、果敢に挑戦する若者も増えました。バックパックひとつで世界を歩き、自分の道を見つけたなら猪突猛進。障害物を自力でどかして切り開き、海外に進出するたくましい女性も増えました。クレーン女子ならぬシャベルカー女子です。

しかしバブルが崩壊し21世紀が明けてみたら、再び女性アナウンサーの声が高くなり始めたのです。女性も男性も保守的になり、まるで数十年前の価値観に戻ろうとしているようにも見えます。

社会の不安感は声に反映されます。戦争や不況や金融危機、大災害などによって社会が不安定になると、人々の声は高くなるのです。

ゆったりしていたら、よそ見をしていたら崖から落ちる。ぼーっとしていたら置いてきぼりにされる。そんな実体の見えない危機感が保身のために心身を緊張させ、喉を締め付けます。「失敗できない、嫌われたくない」そんな気持ちが地声を封じます。

社会不安を反映して声が高くなるのは政治家も同じです。戦争が近づくと政治家の声が高くなる。その影響はテレビなどのメディアを通じて人々に無意識のうちに危機感を植え付ける。これは世界共通です。今の状況を見ると日本が向かっている方向が心配になります。

女性が求める男性像の変化でクレーン男子も登場

バブル時代にいったん低くなった日本女性の声が再び高くなり、今や世界一高いわけですが、この10数年ほどは若い男性の声もまた地声よりも高くなっています。

クレーン女子ばかりかクレーン男子も発生していた！

いわゆる男尊女卑の風潮が強かった昭和前期までは、女性の声は高く、それに対して男性の声は低めでした。低いというより威厳を持たせるためにあまり喋らず、たまに喋ると恫喝的だったり子どもが駄々をこねると「ドカン」と雷を落とすのは家長で大黒柱である父親でした。身長や体格からするとそう低い声は出ないのですが、イメージとして「怖い＝低い（気がする）」のが日本の男性の声の一般的な認識でした。

しかし高度成長期を経てバブル時代になるとそんな男性像が崩れました。かつての雷オヤジの価値観が失われ、問答無用で怒鳴り散らすような男性は「DV認定」まっしぐらです。女性が求める男性像が「強い・頼れる」から「優しい・理解がある」に変化し、それにともなって男性の声も優しく高くなっていったのです。

そのような価値観の変化はある程度その世代が成熟すると落ち着くものですが、街にはクレーン女子・男子が増えるばかりのように感じます。しかもそのクレーン状態の声には個性が感じられずとても似通っている。テンションが高いのに空虚なのです。

彼女・彼らたちの声のテンションはバラエティ番組に出てくるタレントさんによく似ています。そういえばお化粧も髪型も、なんだか判で押したように同じ。笑うときには手を叩くのも、テレビでよく観る光景です。

昔はテレビに出るタレントといえば特別な人でした。「タレント＝才能」という言葉が示すように、なにか特技があったり、特別に目を引く容姿をしていたり。髪を染めるのもつけまつげをつけるのも、タレントだからできることでした。

今は道を歩けば、髪を染めていない人のほうが少ないくらいだし、事務員さんもコンビニの店員さんもつけまつげをしている人が多く、爪はネイルアートで美しく飾っている。みなタレントのような姿なんですね。その姿に合う声は、やはりタレントさんを平均したようになるわけです。

バラエティ番組の視聴率がどれほどのものか知りませんが、世帯視聴率1％は関東の場合で約18万1000世帯です。ということは5％でも100万人近くが視聴しているわけですから、声やファッションが影響を受けていくのは仕方ないのかもしれません。そしてクレーン女子・男子の話し方は特定のタレントの真似ではなく、好感度が高そうな人たちのごちゃ混ぜです。

クレーン女子・男子が増え始めた頃、ほぼ同時期にアニメ声の流行も始まっています。いたいけな少女のような声がそこかしこで聞かれますが、この声は10歳前後の小学生の声の高さと発声を大人が模しているものです。

アニメ声を好む日本の社会は、人間の成熟に背を向けているのでしょうか。クレーン女子の中にはタレント系だけではなく甲高いアニメ声で話す若い女性も増えています。男性でも女性でも第二次性徴にともなう喉頭の低下によって声が低く落ち着いていくのですが、この調子では日本人だけが喉頭の低下が起こらなくなってしまうのかもしれません。声だけでなく、最近は男性でもツルッとしている感じ。年齢的には充分に大人なのだけど、見た目や声からは成熟のしるしがそぎ落とされている。つまりネオテニー（幼形成熟）です。

身体の形質の進化や退化は何万年という年月を必要としますが、日本では街中でもテレビでも声を聴いている限り、あまりにも多くの疑似ネオテニーが蔓延していて、個人的に薄気味悪さを感じています。

これらからは「一人前の大人になりたくない」という成熟の拒否とともに、「本当の自分の姿を出したくない、出したら嫌われる」という思いが感じられるのです。

いったい何がそんなに今の若者を抑圧し、成熟を拒絶させているのでしょうか。

現在の日本はグローバル化などと言いながらも、国内では異質なものに対する寛容度がどんどん低くなっています。20年前だったら笑って済ませていたことが、今ではテレビのネタになりやり玉にあげられる。

何かがおかしい。大人になるのが怖い。

クレーンで吊られたように話す若者たちの声には、そんな悲痛な叫びが混じっているように感じられるのです。


【声のコラム④】

クレオパトラは「声が」絶世の美女!?

誰でも名前を知っている「世界3大美女」のひとり、古代エジプトのクレオパトラは正確にはクレオパトラ7世のことです。紀元前51年に18歳で、幼い弟とともにプトレマイオス朝のファラオに即位しました。弟の側近との権力争いで地位を脅かされながらも、ローマの遠征軍を率いたユリウス・カエサルを虜にし、ローマとエジプトで権力を振るいます。

やがてカエサルが暗殺されるとその部下のアントニウスをも虜にし……。贈り物の絨毯にくるまってカエサルとの初対面を果たしたなど、さまざまな伝説のあるクレオパトラですが、実際に彼女の魅力が歴史のコマを動かしたことは疑いようがないでしょう。

クレオパトラがどのような容姿でどれほどの美女だったのか、ことあるごとに論議されてきましたが、同時代の著述家プルターク（プルタルコス）はクレオパトラについて「容姿が目を引くほど美しかったわけではない」と書いています。さらにプルタークは、彼女の魅力は声と会話にあったと書いているのです。

「彼女の声音を聴くだけでも快楽であった」

「彼女の会話の一言一行に付きまとう気品が魅惑的だった」

またクレオパトラの声は小鳥の声のようだったとか、話しているといつまでも話したくなった、などとも伝えられています。さらには数ヶ国語を流暢に話す語学の達人で、音楽や科学にも精通していたそう。声だけでなく会話の内容も濃く引きつけられるものだったことでしょう。容姿は第一印象にすぎませんが、声に表れる気品や知性は、その人そのものへの信頼を抱かせます。そしてそのような声は人々を魅了するだけでなく、話せば話すほど「麗しく魅力的な女性」だという印象を強く植え付けていったことでしょう。そのような声は「フィードバック効果（第九章で詳しく説明します）」によって、声を出しているうちに実際に容姿をも美しく変えていったはずです。

「絶世の美女は声によって作られた」、とは言いすぎかな。しかし「声のフィードバック効果」の仕組みを知れば、なるほどと納得していただけると思いますよ。

第六章　自分の声とは

「人間として何をしたいのか」、それを表現するのがあなたの声

声はひとりの人間にとって、要求や思いを他者に伝える最小単位のメディアです。

「あなたは人間として何をしたいのか、そのためにどのように声を出し、どのように使っていくのか」

これは人間が言葉という大いなる力を手に入れたときから、自らに問い続けるべき課題だと思います。

しかし、声は楽器のようにどこかに行って買ったり音の出し方を習わなくても、身体に備わった器官を利用して出すことができるために、そんな課題については考えもせず、もちろん学ぼうともしないし教育もされません。

たとえばあなたに2通の手紙が届いたとしましょう。ひとつは封筒と揃いのセンスの良い便せんに読みやすい文字が書かれている。そしてもう片方は封筒と合わない汚れてしわくちゃな便せんに書き殴ってある。あなたはどちらを先に読むでしょうか。同じ内容が書いてあったら、どちらを好ましく思うでしょうか。

答えは決まっていますよね。どんなに素晴らしい言葉が書いてあっても、しわくちゃで書き殴ってあるような手紙なら読む以前に放り投げたくなるでしょうし、なんとか読んだ

としても心を動かされることはないでしょう。

声とは大切な言葉を伝えたり人や社会とコミュニケーションをとるための直接的な媒体です。手紙における封筒があなたの外見だとしたら、声は便せんや文字のようなものなのです。

欧米では5～6歳にもなれば、TPOによってどんな便せんを使いどのように書くのか、つまり「どのように発声し自分の言いたいことを表現するのか」をきちんと教えられます。それが国語や算数より優先され、なにより最初に行われるべき教育の基礎なのです。

そこから勉強を始め技能を学び、あるいは自分の好みや才能を見極め、「自分が何をしたいのか」を表現していくのです。

あなたは人間として何をしたいですか？　どう生きていきたいですか？

あなたの声を、そのために使えているでしょうか。

自分の声を知っていますか？

さて声とはなにかということが、ずいぶんわかってきたのではないでしょうか。

ではここで質問。あなたは自分がどんな声で話しているのか、他の人にどう聞こえているのか知っていますか？

……　……

どうでしょう。自信を持って「自分の声を知っている」と言える人は少ないのではないでしょうか。なぜなら自分が話しているときに聴いている声と、他人に伝わる声は違うからです。

録音した自分の声を聴いたことがあるでしょう。まるで別人のようだと思ったのではないでしょうか。

たいていの人は録音した自分の声を聴くと、「こんなにキンキンしていない」とか「こんなに鼻にかかった声じゃない」と嫌悪を露わにします。

自分で聴いている自分の声は、骨などを伝わる「骨導音」ですが、録音したものは空気を伝わる「気導音」です。骨導音のほうが低い周波数帯を響かせて伝えるので、録音した声のほうが薄っぺらく聞こえてしまうのです。

声にはあらゆる情報が表れてしまうことは前章までに述べました。しかし究極の個人情報をさらしているにもかかわらず、**ほとんどの人は「自分の声がどんななのか」を知らずにいる**のです。

それはまるで背中に履歴書を貼って歩いていて、自分では何が書かれているのか見えていないようなものなのです。

服を着ていてもあなたの体格・骨格は透けて見え、内臓の状態や体調も、今までの経歴や性格、生き方までも見えてしまう。

声には人の本質のすべてが表れるのです。これはかなり怖いことではないでしょうか。

生まれっぱなしの声は、裸で外に出るようなもの

朝、起きたら顔を洗い歯を磨き、身支度を整えます。仕事に行く人は、職場にふさわしい服装をして鏡を見てから出かけるでしょう。女性ならちょっと時間をかけてお化粧をしたり髪を整えたりしますよね。買い物に出るにも、友人とお喋りをしに出かけるときも、ゴミ捨てでさえ、たいていの人は家を出る前に鏡を見て自分の姿をチェックするのではないでしょうか。

会社やレストランやデパートのトイレには必ず鏡があり、女性なら一日に何度かはお化粧を直したり髪型をチェックしたりしているはずです。

では声はどうですか？

……　……

ふつうはチェックしませんよね。声を映してくれる鏡なんてありませんからね。

人は服装や髪型やお化粧を気にするのに、なぜ声だけはほったらかしなのでしょう？　服装やお化粧をどんなふうにしているのか確認できなかったら、外に出られないのではないでしょうか。

鏡を見てくるのを忘れて、バス停に着いてふと足元を見たらパジャマのズボンをはいていたらどうでしょう。

声もそれと同じです。会社のプレゼンテーションで、スーツ姿でびしっと決めているのに、声はパジャマ。

あるいは制服を着て学校に行ったのに、声はお父さんが着古したステテコとか。

リクルート・スーツを着て髪もきちんとまとめて、品の良いパンプスを履いて背筋を伸ばしているのに、面接で発した声はショッキングピンクに染めた髪にミッキーマウスのお面をつけたようだったり。

女性は声を無意識に作っています。だけど自分がどんな声を出しているのかを知らず、どういう声を出すべきなのかも考えずに声を作るので、そんなちぐはぐな恰好（＝声）のまままで外に出ていってしまうのです。

逆に男性の多くは、スーツにネクタイをしているのに声は生まれっぱなしの裸みたいなもの。まあ恥ずかしい。

これではいくら仕事で成果を出そうとしても、就活を頑張っても、気になる相手に告白しようとしても、残念な結果に終わるような気がしませんか？

「そんな馬鹿な。たかが声じゃないか」

ほとんどの人がそう思っています。だからかえって無防備に自分の声をさらしているのです。

朝、出かけるときには鏡を見て、髪型や服装やお化粧はチェックするのに、あなたの本質をさらけ出す声は放ったらかし。

声を侮ってはいけません。人は声に含まれる情報を受け取る能力を持っています。しかも聴覚は無意識なだけに、そこで作られた印象や評価は、見た目や言葉よりも脳の深い場所、好き嫌いや感情をつかさどる本能的な領域に働きかけます。これではどれほど努力しても、目標地点の手前で大きな落とし穴に落ちるようなものです。

8割の人は自分の声が嫌い？

自分の声についての意識調査を行ったところ、約80％の人が自分の声を嫌いだと回答しました。自分の声が好きだという人はわずか5％。あとの15％ほどは「よくわからない」という回答。その後、自分の声を録音して聴いたことがある人を対象に再調査を行ったところ、なんと90％超の人が自分の声を嫌いだと答えたのです。

生まれたときから死ぬときまで、つまり生きている間ずっとともにある声を多くの人は嫌悪しながら使っている。しかも客観的に録音された声、つまり自分以外の人に聴こえている声をより嫌う。これはとても残念なことです。

なぜそんなに自分の声が嫌いなのでしょう。決して目立って特徴的なガラガラ声やかすれ声というわけでもないのに。自分の声のどこが嫌いなのか、なぜ嫌いなのかと訊いても、具体的に「ここが嫌い」と返答できる人はほとんどいません。

「なんとなく嫌い」「気持ち悪い」「いやな声だと思う」

そんな漠然とした答えが返ってくるばかりでした。

自分の声が嫌いな人は、自分自身に対しての否定感も強く持っていることがほとんどです。

調査を進めた結果、大きくは二つの理由によって、声を嫌っていることがわかりました。

① 声の中に「自分が嫌っている自分の本質」が表れているから。
② 声が「本当の自分のものではない」と感じるから。

第四章で述べたことを思い出してください。声にはその人のすべてが表れています。だからもちろん良い面もたくさん表れているはずなのです。

①の人は向上心が強く、なにか失敗をすると自分のどこが悪かったのだろうと反省する、とても真面目な人です。だからこそ、心根が優しいのに「優柔不断」だと落ち込んだり、じっくりと考えて行動するのに「のろま」だと思ってしまったりします。自分への否定感情が、声に出る自分の性質までも否定し、嫌悪してしまうのです。

②の人は唯一無二である自分自身を磨きたい、そして表現したいと願っている人です。集団に埋もれたくない、人に迎合したくない。なのに声はどこかからの借り物のように感じる。真似をしているつもりはないのに、自分自身だという感じがしない。自分の目指すような個性が出ていないと感じています。

①と②のどちらかではなく、両方という人もいます。

「自分の声を好きか嫌いか」という簡単な問い。これを突き詰めていくと、実はその人の心の奥底が見えてきます。なぜなら声はその人のすべて。その人の本質であり、声に対する意識は、その人の生き方そのものだからです。

自分の声が嫌い＝自分自身への否定感

誰しも普段は「自分の声が好きか嫌いか」なんていうことに関係なく毎日を過ごしています。声を意識することなく日々をやり過ごすのに慣れてしまっています。

だから否応なく声を意識しなくてはならないこと——スピーチやプレゼンテーション、面接といった機会に直面すると、にわかに困ったり焦ったりしてしまうのです。

なんとか話し終えても、満足感や達成感を得るどころか自己嫌悪に陥ってしばらくは落ち込んでしまう。でも、「それは自分だけじゃない、みんなそうなんだ」と思うことでなんとか立ち直る。しかし、なかなかうまくいかない。そんなことを何度か重ねるうちに自分の声がもっと嫌いになる、そんな悪循環にはまり込んでしまいます。

人前で話さなくてはならない職業の人でも同じです。年に何十回もの講演をこなす人やテレビにコメンテーターとして頻繁に登場する人ですら、言いたい内容を伝える以前に声で失敗しています。話すだけで精一杯、終わってから自己嫌悪に陥っても、「自分はタレントやアナウンサーじゃないんだからいいんだ」と自分を慰め、あるいは開き直って帰路につく。

さらに驚くことに、日本人は小学生のうちから人前で話すことに苦手意識を持っています。

「声が好きか嫌いか」という調査は、小中学生には、変声期があるために行っていませんが、「人の前で話すことが嫌い」という子どもは、小学校5年生ですでに50％を超え、中学3年生では70％に達しました。これは10年ほど前の調査で、学校数も少なかったため、あらたなリサーチの必要がありますが。

財団法人日本青少年研究所が行った調査によると、日本の中高生の自己肯定意識は諸外国の中でも圧倒的に低く、「自分は人並みの能力がある」と答えたのはアメリカの55・6％に対して日本はわずか13％。「自分はだめな人間だと思う」と答えた割合は「とても思う」と「まあ思う」の合計で日本が56％、アメリカは14・2％です。

これからどんな未来でも切り開いていくことができる10代前半に、自分はだめだ、自分は能力がないと思いながら過ごすのはどんなにつらくつまらないことでしょう。

人前で話すことに対して、アメリカでは面白い結果が出ています。「人前で話すことが嫌い」という生徒は、やはり10年前の調査ですが15歳でわずか5％ほど。この結果を見ると、人前で話すことの苦手意識が無能感や「自分はだめだ」という劣等感に直結しているように思われます。

平成26年版自殺対策白書によると、平成25年の自殺者は2万7283人。15歳から39歳の若い世代では死因のトップが自殺です。これは先進7ヶ国で日本だけが突出している異常事態だそうです。40歳～49歳の死因のトップは癌ですが、2位はやはり自殺です。

自殺の理由はさまざまであろうと思います。しかし衣食住に不自由がなく、教育の機会にも恵まれ、家族からも愛されている若い人たちから、「生きにくい」「自分などいなくてもいい」という言葉を聞くにつけ、自己無能感と自己否定感の大きさに背筋が凍る思いがするのです。

自分自身の声を持っていることは、牢獄のカギを持っているようなもの

19世紀後半に活躍したフランスの小説家アルフォンス・ドーデの作品に「最後の授業」

という短編があります。

ご存知の方も多いと思いますが、簡単に内容を書いておきましょう。

フランス領アルザスに住むフランツ少年は、フランス語の授業が大の苦手。その日も宿題をやっていないまま授業に遅刻して、アメル先生に叱られるのを覚悟していた。

その日の先生はなぜか正装しており、教室の後方には村の人々が悲しそうな顔をして並んでいた。教室全体が何かふだんと違って、厳かな感じだった。先生は遅刻したフランツを叱りもせず、静かに話し出した。

「みなさん、アルザスとロレーヌの学校では、これからはドイツ語だけを教えること、という命令が、ベルリンから来ました。今日はみなさんの最後のフランス語の授業です」

そして先生はフランス語について話した後に、こう言った。

「一つの国民が奴隷となっても、その国民が自分の言語を持っている限りは牢獄の鍵を持っているのと同じなのです」

アルザスはフランス領になったりプロイセン（ドイツ）領になったりと、悲しい歴史がある地域です。言語が変わる――母語の使用や教育が禁止されることは、その人々のアイデンティティが奪われるようなものでしょう。

私は自分自身の声を失っているクレーン女子、クレーン男子のことを考えると、いつもこのアメル先生の最後の言葉が頭に浮かぶのです。

声を偽って日々を過ごしている人たち、友人の中でさえ自分の声で喋れない「生きにくい」若者たちは、このアルザスの人々と同じなのかもしれない。もしかしたら自分の声を使えないように侵攻している敵が見えないだけに、もっとつらいのかもしれない、と思います。だからアメル先生の言葉を借りてこう言いましょう。

「自分自身の声を持っている限り、どんな牢獄に入っていてもカギを持っているようなもの。どんな苦境にあろうとも、そのカギを使って自己解放ができるのです」、と。

自分自身の声を持っていれば、どんな牢獄に入っていても、どんなに閉塞感や疎外感に苦しんでいても、自分の力できっと扉を開けることができます。

それだけの力を人はそれぞれ持っています。それは人、つまり人類として生まれた私たちが自分で意識して使うことのできる大きな力。人類の発達の長い道のりが与えてくれたギフトなのです。

クレーンからはずれるための第一歩

クレーンに吊られていたら、ほとんどの時間は苦しみとともに過ぎていきます。苦しみだけを刻む時間は空虚です。会社の同僚や学校の友達とお喋りしていても、彼や彼女とデートして、そのときは元気に笑っていても、ひとりの人間としての自分に立ち返ると虚しさが襲ってきます。クレーンに吊られた時間が残すものは肉体と脳の不一致感。それを解消するために、心身は不快感に襲われます。毎日こんなことをやっていたら、そりゃ生きにくい。しかもその理由もわからず、疲労感を残したまま、また次の朝がやってくる。

想像してみてください。クレーンで吊られて重心を失いバタバタと暴れている。地面に足をつけようとするのに、どうすればクレーンをはずすことができるのかわからない。不快感と苦しみに喘ぎながら、無理に笑ってお喋りしている、そんな自分の姿を。

もう心身を疲れさせるクレーンから自分を解放し、地面の上に自分の足で立ちましょうよ。今、あなたの目の前にはクレーンを操作するレバーが出現しました。少なくともそのレバーを下げると足がつく時間が長くなる。正常な重心で立つことができ正気でいられるんです。気を抜くとまた吊り上げられちゃうけれど。

おや、そのレバーには「自分の声を知れ」と書いてありますよ。自分の声を見つけるために自分の声に耳を澄ませばそのレバーを動かすことができるのです。

そんなレバーより、さっさとクレーンをはずすスイッチを出してよって？

クレーンを完全にはずせるのは、もうちょっと先。自分の本当の声を知り、次に「本物の声」を取り戻したときです。

「自分の声を知る」ところからすべては始まる

まず自分の声を知りましょう。朝起きて、身なりを整えて鏡を見てから出かけるように、声を映す鏡を活用しましょう。つまり自分の声を録音して聴くのです。ＩＣレコーダーでもスマホでもタブレットでも、今はいつでも手軽に録音ができますね。

会社でプレゼンをするのなら録音しましょう。同僚と話すとき、恋人と話すとき、いろんな場面で録音をしてみましょう。録音時間は30分くらいが妥当です。

聴いてみると、まず「自分はこんな声じゃない！」と叫びたくなると思います。先述したように、骨導音がプラスされて聞こえる声と実際に空気だけを通して聴いた声（他人が聴いているあなたの声はこれです）は違うのです。

しかも自分が話しているときには頭に浮かんだ情景や言葉を感情とともに声にしている

ので、自分の声は骨導音を通してさえ、きちんとは聴けていないのです。だからよく聴くと、丁寧にしかも毅然と話したつもりなのに、媚や諂《へつら》いや気の弱さ、あるいは傲慢さや意地の悪さなんていうものまで感じられ、いたたまれなくなってしまう。

それはまるで、きちんとした淡いベージュのワンピースに上品でちょっと洒落た茶系のスカーフを巻いたはずなのに、鏡に映ったのはシミがついて裾がほつれた服に妙な光沢のキンキラなスカーフをしているような感じ。しかもあらやだ、ボタンも掛け違えているじゃないの。どうしてこんななの？

自分で認識している声と、実際の声にはそれくらいの違いがあるのです。

「もういやだ、自分の声なんて聴きたくない」、たいていの人はそう思います。でも待って。自分で聴きたくない声をいつも人には聴かせているんですよ。シミがついてほつれた服で人前に出るほうがよほどいやではありませんか？

鏡を見ないとボタンの掛け違いや服に糸くずがついているのがわからないように、録音した声を聴かないと、自分の声の欠点も客観的に知りようがありません。すべては自分の声を知る、つまり聴くところから始まるのです。

第七章　小ワザでひとまず悩みを解決

日常で使える小ワザ

「なんだかめんどくさい話になってきたわね。とりあえず今すぐなんとかならないの？」

ここまで読んでそんなことを思ったあなたのために、ちょっとここでブレイク。日常で使える小ワザを紹介しましょう。ちょっとした声の悩みなら、〝一時的には〟これでけっこう解消されますよ。

【悩み①】長く話していると声がかすれたり喉が痛くなる

話すということは、呼吸などの身体の生命維持のための機能と器官を借りる行為。しかも発音源の声帯は薄くデリケートな粘膜ですから、誰でも長く話せば疲れます。

途中で体温程度の適度な水分をちびちびと補給することは、喉の保護のためにとても有効です。過度に疲れる場合は無駄な力が入って無理な発声をしているので、時折肩を上下させて首まわりの力を抜くことが大事。首の筋肉を軽くさすって、がちがちにこわばっているのを外からほぐすのもＯＫ。

息を吸うときに肩が上がるのはもっとも疲れる原因です。呼吸は、息を吸ったときにお腹が膨らみ吐いたときにへこむようにしましょう。お腹は前面よりも横腹を意識する。腰に手を当てると意識が横腹に向けられます。さりげなく腰や横腹に手を添えて確認しながら喋るのもいいでしょう。

喉頭を「ごくん」とものを飲み込む寸前の形で止めて、もとに戻すことを繰り返してみましょう。これは声帯のマッサージです。声帯の柔軟性が落ちて声がひっくり返ったり、ポリープなどの病変を防ぐためにもマスターしてみてください。声を酷使するクラシックの歌手などは間奏のときにこれをやっていたりします。

声を出すことに気をとられていると息が浅くなって、肺に二酸化炭素がたまってくることがあります。その場合には肺の浄化を行いましょう。息を吐ききってから、細くゆっくり2秒吸い、2秒間止める（息を止めると喉に力が入るので、息を止めるのではなく吸うのを止めるイメージ）。続きを2秒吐いて2秒止め、また2秒吐いて2秒止め、そうしたら全部吐く。これを数回繰り返すと肺の老廃物の排出ができるのですっきりしますよ。

【悩み②】騒がしいところで声が相手に届かない

喋ったことを相手に聴き取ってもらえないと、とても虚しい気持ちになるものです。だから「え？」などと訊き返されると、つい声を張り上げてしまいがち。そうすると喉に力が入って締め付けられるので、もっと響きのない声になり逆効果です。むしろ力を抜いて、ちょっと低めの声でゆっくり話しましょう。たとえ周りの騒音の周波数があなたの声に近く、かき消されたとしても、ゆっくり話すことで「錯聴効果」という助っ人を使うことができます。

「錯聴」——目に見えないものを見えたと勘違いすることを錯覚と言いますね。錯聴は、聞こえないものを耳が聞こえたと勘違いする現象です。錯聴には何種類もありますが、ここで使うのは「ある文章のなかでいくつか音を消してしまっても、そこを雑音で埋めると実際に出されていない音が聞こえる」というものです。

「ら○しゅ○、こ○しょ○い○もう○ちど、○って○ていた○き○○の○す○れ○」

これではなんだかわかりませんね。この個所の音を抜いてしまうと、実際に何を言っているのか理解できません。しかしあら不思議、この○の個所にザーッという雑音を入れることで、「らいしゅう、このしょるいをもういちど、もってきていただきたいのですけれど」と、なかったはずの音が補完されて聞こえてきます。

しかし早口で話してしまうと、聞こえない部分がつらなりすぎて補完しきれなくなるのでご注意。必ずゆっくり喋ってくださいね。

そしてもうひとつ、これは本当に小道具を使った小ワザです。

紙でもノートでもお店のメニューの紙でもよいからA5~A4サイズ程度のつるっとした材質のものを、自分の顎の下から胸にかけて持ち、先を相手のほうに少しだけ傾ける。見た目にはノートや紙を胸の前で持っているようにしか見えませんが、実はあなたの声を反射させて相手に届けてくれる簡易拡声器の役割をします。

相手によく聞こえるようになるのと同時に自分にもいくらか反射して、出した声がよく聞こえるので、喉の力が緩み、より響きやすい発声になるという効果もあります。

もちろん向かい合わせだけでなく、横にいる人にも角度の調整だけで、声を届けることができますよ。うるさい店内でがなり立てずに余裕で声が届く、反響を使った小ワザですが、その効果にはちょっとびっくりすることでしょう。


【悩み③】スピーチの恐怖、緊張して胸がドキドキ足はガクガク

これ、一番つらいですよね。話す前からすでに心臓が口から飛びだしそうになって、頭が真っ白になる。声は震えるし上ずるし、膝はガクガクするし手は震える。誰でもこんな経験をしたことは何度かあるのではないでしょうか。たいていのことは少しずつ慣れていくものだけれど、これればかりはいつまでたってもダメ、という人も多いと思います。
その逃げ出したくなるような緊張を一瞬でおさめる方法があります。あまりに簡単なので、あっけなく思うくらいです。

手のひらに人と書く？　深呼吸をする？　どれも違います。

答えは、なんと「咳払い」です。

緊張が高まってがちがちになっても心臓がバクバクになっても、これひとつですうっとおさまります。不思議でしょ？　ただしあまり大きな咳払いはかえって妙な注目を集めますから、口を押さえて「コホン」と品良くいたしましょう。軽い咳払いで充分です。話している途中でも緊張してきたら、マイクから顔を背けて手で口を押さえて「コホン」。

咳払いは本来、気道に異物が入るのを防ぎ、窒息の危険のある誤嚥から命を守るためのもの。また喉頭周辺は随意筋と不随意筋が入り交じり、さまざまな神経が集中しているところでもあります。誤嚥とか窒息という身体の一大事にいたるかもしれない事態を回避する咳払いによって、緊張したり興奮した身体の状態が瞬間的にリセットされるのです。

緊張は一度失敗を経験してしまうと、次には恐怖感を持ってしまい、もっと緊張するというマイナスのスパイラルにはまり込んでしまいます。しかし一度、上手に緊張をやり過ごす経験をすると、次には「たいしたことないや」と思えるのであまり緊張しない、そうすると人前で話すことが苦にならなくなる、むしろ楽しくなるというプラスのスパイラルに入っていきます。

マイナスのスパイラルを止めるのは、軽い咳払いひとつ。あれこれと考えて悩むよりも、スマートな咳払いの仕方を練習するとよいですよ。ただしやりすぎると他の場面でも緊張を緩和するためについやってしまい、癖になるのでほどほどに。

【悩み④】声が暗い、もそもそする

これもけっこう多い悩みです。声が陰気でもそもそとした印象のある人は、顔つきや物腰もどことなく陰気なものです。これもまたマイナスのスパイラル。顔つきが暗い↓声が暗くなる↓陰気な声を自分で聴き続けるともっと陰気になる↓陰気な気分だから顔つきが暗くなる……というわけです。

声は純音ではなくさまざまな周波数の音を含んでいます。音量的にもっとも多い周波数を、その人の声の主たる音程として認識するわけですが、実際には超音波まで含む広い範囲の音が出ています。明るい声には高めの周波数帯が含まれます。高周波ほど脳を活性化しますから、高い周波数の音をあまり含まない暗い声で喋っていると、脳や身体の動きまで鈍くなってきます。

声を明るくするのに、もっとも簡単で効果的なのは眉を上げることです。「あ――」と声を長く伸ばして、眉を上げてみてください。かすかに音程が上がり音色も明るくなるのが実感できるでしょう。同じように「あ――」と出しながら、今度は眉をしかめてみてください。半音近く音程が下がり音色も暗くなるはずです。目を閉じても暗くなります。だから瞬きが多いと音声は不安定になるのです。

スピーチの名手は声を出している間、瞬きのタイミングを考えています。瞬きによって音程が下がり、自信なさげだったりリーダーシップを感じられない声になってしまうからです。名歌手も同じです。声を伸ばしているときはもちろん、歌詞の切れ目まで瞬きはなし。これは歌うときの基本中の基本なのですが、最近はたったこれだけのことすらできない歌手が増えました。

というわけで、明るい声を出すには眉毛を少し上げて目をはっきりと開くだけでいいのです。明るい声にしようと意識して、声を張って無事に明るくしようとするとかえってわざとらしくなり「イタイ感じ」になります。しかも実際には明るくなるよりも硬質な声になってしまいます。

日本人は眉を上げる習慣がなく目から上をほとんど動かさずに話しますから、感触をつかむためには少々オーバーに練習してみてください。眉を上げると顎も一緒に上がる人が多いので、顎は必ず軽く引くようにしましょう。顎を引いて眉を少し上げる。実はそれだけで共鳴腔が広がり、声が与える印象は驚くほど変わります。慣れてきたら自分にちょうど良い眉の上げ具合を見つけていきましょう。あまり眉を吊り上げているとミスター・ビーンみたいになりますからご注意。眉を上げるのに慣れてきたら、日本語なら心もち上げれば充分に声は明るくなります。英語は声の明暗に関係なく、眉を上げることで口腔の奥が広がり、それによって可能になる発音があるので少々大げさにする必要がありますが。

人の心をつかむには「はじめの10秒」と「比較」

これも小ワザの一種です。たいていの人は話し始めは調子がつかめず、だんだん慣れてきたり落ち着いてきたりして、言いたいことが言えるようになるものですよね。気心が知れた人たちの集まりや、毎日顔を合わせている会社の会議なら、百歩譲ってそれでも良しとするかもしれません。しかし初対面の場合はどうでしょうか。

人の印象は10秒以内に決まると言われています。あなたが相手の前に向かい合ってからわずか10秒。そこであなたの話を最後まで真剣に聞いてもらえるかどうかが決まると言っていいでしょう。就職の面接などは、最初の印象で合否を分けることになりかねません。

特に皆が同じようなスーツで訪れるような企業では、あなただけの特徴である声で差別化を図ることが必要です。声は印象に大きく影響しますから、最初のワンフレーズを大切にしましょう。話し始めは誰でも早口になりがちです。いつもよりゆっくり話すように意識して、顎を引き、堂々とゆったりと。最初のフレーズを徹底的に「録音して」練習することでびっくりするほど自信がつきます。そこで自分が心地よいと思う自分の声を探して自分の耳に覚えさせましょう。そうすれば自然にその声が出るようになり、話すことがどんな場面であろうと楽しみになります。

また緊張してドキドキしていると、わずかの間《ま》がとても長く感じられます。人間の脳は速いビートによって時間の経過を速いと錯覚するからです。アップテンポの曲を聴いていると時間が早く過ぎていきます。逆にゆっくりした曲を聴くと、同じ時間でもずいぶん遅く感じます。体感時間は刻むビートによって長くも短くもなるのです。

緊張したときほど、沈黙を恐れたり焦ったりしてはいけません。聞き手は沈黙によって精神を集中します。沈黙のあとは大きな声で話す必要はありません。集中しているときには小さな声でも充分すぎるほど相手の心に届きます。沈黙を味方につけましょう。あのヒトラーも沈黙の効果を知っていて、長い沈黙後に発する声に勝負をかけていたのです。

それともうひとつ。人間は比較によって評価をする、むしろ比較によってしか評価ができない生き物です。自分に注意を向けさせるには、比較を上手に使いましょう。周りが声を張り上げたら、自分は普段の声より少し低めに、より落ち着いた声で話す。硬質な声の人が近くにいたら、自分はソフトにしてみる。逆に協調性を印象づけたいなら、相手に少し近いトーンで応じればいいのです。

余談ですが、漫才でもふたりの声の質の違いがはっきりしていると、お客さんには各キャラクターが明確に伝わるのでノリがよく、人気が出ます。

「お笑い」ももう少し声に注意を払うと素晴らしい芸術になりうると思うのですが、ほとんどの芸人さんはネタだけで勝負をしていて、声の意識が低いのが残念です。

笑わせる、心をつかむ、注意を引きつけるなど、芸人さんに（もちろん私たちにも）必要なことはすべて声によってできるのですから。

【声のコラム⑤】

声帯模写ではなく声道模写!?

声色を真似る芸に「声帯模写」というものがあります。これは戦前から戦後にかけて活躍した演芸家、古川ロッパ（緑波とも）が命名したもので、モノ真似である「形態模写」をもじったなかなか洒落た言葉です。しかし実際には声を真似る場合に声帯はあまり関係がありません。

本文でも説明したように、声のもととなる声帯が出す音（喉頭原音）は「ブーッ」という低い振動音でしかありません。これが喉頭より上の咽頭という部分や口腔や鼻腔などに共鳴することでさまざまな声の質や音色を作り出しているのです。

また言葉の発音は、唇や歯や舌などを使うことで倍音を増幅し、それによって母音などの構音を行います（これをフォルマントといいます）。

声が高い・低いというのは、もっとも中心になる強い周波数帯で判断しているわけで、実際には非常に幅広い周波数の音を誰でも発しています。その音の混ざり具合や共鳴のさせ方を真似するものが「声真似」です。

声真似をしている人は、必ず真似もとの人と似た表情をして話します。これはテレビなどの場合、ビジュアル的な効果を狙ってわざとオーバーに似せる場合もありますが、声道の状態を模して共鳴を似せるわけですから、おのずから表情が似てしまうことになるのです。つまり声真似は声帯ではなく声道模写というわけです。

ちなみに声真似の名手は耳がよく分析力に優れています。先述しましたが、人間は聴き取れない音を出すことはできません。だから声真似の名人はかなり微妙な音程変化や構音要素を聴き取っているということです。そして脳で真似もとの声道の状態を綿密に分析し、自分の声道をコントロールして共鳴や倍音、雑音の混ぜ方を音として再現しています。

というとすごく難しいようですが、声真似の素質は誰でも持っています。最初は似ていなくても懲りずに続けることでどんどん「音を聴き取って、声道をコントロールして再現する」回路ができてきます。

これは声からさまざまな情報を読み取る訓練にもなるし、コントロールができるようになると声を出すことへの自信にも繫がります。まずは自分と背格好や顔つきが似ている人の声真似から始めるとうまくいきますよ。ただ、やりすぎると本来の自分の声ではない出し方をするために（かすれ声や雑音の多い人の真似は特に）喉を痛めますからほどほどに。

第八章　声の真髄、オーセンティック・ヴォイス

自分の声とは？　声と身体の恒常性

生物には恒常性を維持する機能が備わっています。簡単に言えば身体の健康や安全を維持するための働き。たとえば体温や血圧を調整したり病原菌を除去したりといったことです。

暑いと体温を一定に保つために汗をかきますね。汗が出ないと熱中症になって生命にかかわることになります。汗が出るのと同時に感覚的にも「暑い」と感じることで涼しい場所に移動しようとか水を飲もうとか思う、これらの反応は身体を安全で健康に保つために、ほぼ自動的に行われています。

人間以外の動物、特に下等動物（という言い方は好きではないけれど）ほど、この恒常性維持機能が完璧に近い状態で働いています。

人間は恒常性を完璧に保つには、社会が複雑になり適応を求めすぎています。暑かったら涼しいところに逃げ込めばいい。でもどんなに暑い屋外の仕事であっても放り出して帰ってしまうわけにいかないし、裸になって水浴びなどしたら警察を呼ばれてしまう。熱が出て節々が痛んだりだるくて動けないとき、身体が「寝ていなさい」というサインを出しているのに学校や仕事があるからと休めない。

そうやって身体が正常にあろうとする機能に抑圧がかかっているだけでなく、心理面でも人間はいやだと思うことにはストレスがかかり、身体はそれを回避するためにストレスホルモンを出します。それを感じ取っていやなことから逃れられればいいのだけれど、それでは社会生活は送れない。だから精神的にパンクするまで我慢して頑張ってしまったりするのですね。

「生きにくさ」を感じているクレーン女子、クレーン男子、いや最近はすべての年代に見られるクレーン状態の方々、このクレーンに吊られたようなつらさを感じる感覚こそが、恒常性維持のために身体が教えているということなのです。クレーン状態なのに、「べつにつらくないし、このままでいいわ」という人は、恒常性を維持しようとする感覚がすでに鈍っている可能性大です。

先述したように、声は生きるためのさまざまな身体機能を使って出すもの。ですから声にも恒常性維持の働きは強くかかわっています。

しかし姿勢が悪かったり、喉の声道を圧迫したり、あるいは精神的に緊張やストレスがかかったりすると、本来の身体の状態からはずれ、その声は「健康で安全な状態であろうとする」あなた自身の心身を痛めつけるものになります。この状態がクレーンに吊られた状態なのです。

「息がうまくできなくなるよ」「姿勢が苦しいよ」「声帯をそんなに締め付けないでよ」。そんなふうに身体は警告を発しています。だから喋ったり笑ったりすることが心の底から楽しめない。喋ったり笑ったりしただけで、どっと疲労する。

心身は一体です。身体が無理をすれば精神にも影響し、精神が蝕まれれば身体の機能もバランスを保てなくなります。

本物の自分の声＝恒常性にかなった声

録音した自分の声をいやだなと思うのは、聴き慣れないという理由だけではありません。人は誰しも自分のイメージを、良くも悪くも自分で作り上げています。そのイメージに合わせて声を出しているので、ほとんどの人は録音した自分の声に「作りもの」の要素を感じ、嫌悪感を覚えるのです。

作りものの声、それがクレーン状態の声です。社会に、周りの人々に適応しようとして、自分を少しでも良く見せようとして無意識に声を作る。それが癖になってしまい、心身を疲れさせ、理由のわからないつらさに繋がるのです。でも幸いなことに、心身を良い状態に保つ恒常性維持の機能が正常に働いているからこそ、「その声はダメだよ、おかしいよ」とクレーンに吊られていることを教えてくれるのです。

本物の声とは、あなた自身の心身の恒常性にかなったものでなくてはなりません。

つい最近、ロシアのゲノム研究グループが、ある種の音声（振動）がDNAの損傷を修復するという驚くべき論文を発表しました。現在も実験が継続中なので、詳しくはのちに譲るとしても、これはアメリカで行われている、音声によって病気を診断し、それに対応する音声を聴かせることで病気を治療するという研究にも通じるところがあります。

また、コラムにも例を挙げましたが、太古の時代から人間は、ある周波数帯の声の響きを増幅する建物構造によって、物理的に心身を治してきたと考えられる証拠がいくつも発見されています。

私は人それぞれが、自分の本来の声の「ある周波数帯」によって心身を完全に治していくことができるのではないかと考えています。ロシアの科学者グループのニュースは、実際に音声が遺伝子レベル、染色体レベルから修復が可能であると報じています。

逆に言えば、自分を痛めつけ心身を損なっていく音声もまたあるということです。クレーン状態は、漠然としたつらさや生きにくさという形で、それを教えてくれている。

実際は心身が苦しいクレーン吊り状態なのに、それに鈍感になって地面に足をつけようと思わなくなったら、つまり心身の重心が狂った状態に慣れてしまって苦しみあがくこともやめてしまったら、そのときは恒常性が維持できなくなったということ。つまり本当の意味で心身が病気に侵されてしまい、ダウンしてしまうということです。

本物の声とは「オーセンティシティ＝真実性」のある声

「こんなに一生懸命に喋っているのに、どうしてちゃんと聞いてくれないの？」

「自分が話したことを相手はすぐに忘れてしまう、ひどい」

「何度も言っているのにまともに伝わらない」


そんなふうに悔しい思いをしたことはありませんか？

声が小さいとか発音が不明瞭とか、物理的に声を認識しにくい状況ではないにもかかわらず、「ちゃんと聞こえているはず」なのに「伝わらない」。これはクレーン状態の人に共通する悩みです。

第五章に登場したカップルの「うわでかっ、こわっ」の女性は、一生懸命に話しているのに彼は上の空でした。その声はまさにクレーン女子。足がまったく地面につかないほどの吊り上がりっぷり。

でも彼女が「うわでかっ」と言った声にはオーセンティシティ——確実性とか真実性ということですが——がありました。横をすり抜けた犬にびっくりして、瞬間的に余分な力が抜けて自然に出た声です。誰にも媚びない本物の声。芯が真面目で何事にも一生懸命に取り組む、そしてとても健康であることがうかがわれる声。普段からその声で話していたら、きっと彼は上の空ではいられないはずです。

人は相手のオーセンティシティを感じ取ったときには、無視などできないし、心を開かざるを得ないのです。その音声——オーセンティック・ヴォイスとでもいいましょうか——はその人の恒常性にかなった声。心身がもっとも自然な状態で出される、その人の根源。それは命そのものであり、その人自身の尊厳とさえいえるものだからです。

クレーン状態の声は、頑張れば頑張るほど真実性から離れていきます。いくら可愛らしい声を出していても、あるいは誠実さをアピールしても、できる人ふうの声を出してみても、そこには必ず「真実性とかけ離れたもの」が透けて聞こえるのです。

人間の聴覚は侮れないものです。生まれたときに備わっていた、すべての言語の発音を聴き取る能力にはオーセンティシティへの感受性も組み込まれています。すべての発音を聴き取る聴覚回路は、母語に必要のない発音に対しては薄れていきますが、オーセンティシティへの感受性は意識されないだけで、ずっと保持されています。

言葉ではなく、顔つきでもなく、声の真実性が人の判断を左右し心を動かすということがままあります。聴覚が受け取ったそれは脳の感情を司る部位に作用するので、いわば「本能への有無を言わせぬ影響力」となるのです。

それはあたかも原始脳の奥深くで、人間という生物種がこれからも生きのびていくために、「恒常性を失わずに生きているかどうか」を判定しているかのようにも思えます。

本物の声＝オーセンティック・ヴォイスの見つけ方

ちょっとややこしくなってきましたか？

自分のどの声が本物の声、オーセンティシティのある声、つまりオーセンティック・ヴォイスなのかわからない。どうやって見つけたらいいの？

ハイ、ではここから実践です。ちょっとゆっくりと、文を自分のことに照らし合わせながら読んでくださいね。

まず、あなたが普段聴いている自分の声は本当の声ではありません。これは骨導音をともなった声なので、自分にだけ聞こえている声だと前に書きましたね。

録音した声が今現在、あなたが出している声です。そこにはもともとの体格や体質、声帯の長さや厚さ、仕事や人によって使い分けてきた心持ち、呼吸、今の体調、そして精神のありか、つまり生き方すべてが表れています。これは現在のあなたの真実です。そこから目をそらしてはいけません。今の自分の声を知ることがオーセンティック・ヴォイスを見つける第一歩なのですから。そしてそれを見つけてくれるのも、その声を使えるようにしてくれるのも「聴覚」、つまりあなたの耳なのです。

ほとんどの人は録音した声を聴くといやだなあと思う。それはクレーン声だったり作り声だったり、変に装っている自分、媚びたりしている自分、コンプレックスや弱いところが出てしまっている自分だったりするから。それを自分の耳が聴き取ってしまうからいやだと思うのです。

でもそのいやな声の中に、ときおり「いいな」と思う声があるはずです。嫌悪よりもむしろ「いいな」と思える声。それは作り声ではなく、妙にテンションが高くもないでしょう。そして嫌悪を感じる声よりも幾分低い声であることが多いでしょう。

それがあなたの恒常性にかなった声、つまり本物の声です。

その声を出したときのシチュエーションや、自分の状態を思い出してください。そしてその声を「耳に記憶させて」ください。何度も何度も聴くのですよ。聴かなくても頭の中でその声が簡単に思い出せるようになるまで、覚え込ませてください。次にその声を頭で再現しながら、つまり思い出しながら改めて録音してみてください。最初のうちはかえって作り声になってしまって、録音を聴いたらがっかりするでしょう。でも何度も繰り返しているうちに、「いいな」と思える声で録音ができるようになってくる。「いいな」がどんどん増えてくるはずです。

えっ？　ひとつもそんな声は見つからない、全部がいやな声ですって？　そういう人の場合は逆からやってみましょう。

今ふつうに話している声よりも少し低めを意識して声を出してみてください。そのときにわずかに顎を引きましょう。首にしわが出るほど引かないでくださいね。引きすぎるとかえって余分な力が入ってしまいます。わずか1センチだけのつもりで、かすかに引くだけでいいのです。

そしていつもよりゆっくり呼吸をして、ゆっくり話してみてください。今度はいくつか「いいな」が見つかったのではないでしょうか。

「いいな」の声が見つかったらとにかくその声を耳に覚えさせる。声を決めるのは喉ではありません。あなたの声を決めるのは、あなたの耳（＝聴覚＝脳）なのですよ。だから「いいな」と思える声（＝自分で自分を肯定できる声＝本物の声）を徹底的にそれを耳に定着させることがなにより大切なのです。

話すときにはその声を頭で反芻しながら出す。定着するまではどうしてもずれていってしまうので、ふつうに姿勢を正し、肩の力を抜いて、少しだけいつもより遅めを意識して喋ることを心がけてみてください。

声がかすれたりブツブツと途切れるのは低すぎです。心もち顎を引いて。家で練習するときには鏡を見ながらだともっといいですね。ほとんどの人は間違いなく顎を突き出すか、上げて喋っています。たいていの日本人は話すときに首を前に突き出すお猿さん型です。これでは喉が緊張し、声が浅く絞られてしまいます。大切なことは、首や顎や肩などに無駄な力を入れないことです。難しいようだけど、鏡を見ながらやってみるとよくわかります。

次に普段から呼吸を整えることを心がけましょう。呼吸はそれだけで一冊の本になりうるほど大きなテーマです。身体の要といえるもので、声を語るときには決してはずせないのですが、本書は聴覚と脳から声を変えていくプロセスがテーマですから、ここではあまり深く考えなくてよいですよ。

呼吸はゆっくりと安定させることだけを意識してください。ただし息を吸うときに肩が上がるのは絶対にダメ。息を吸ったらお腹と横腹がゆるやかに膨らむ。これが安定した呼吸です。これを数回繰り返しましょう。呼吸が安定したらいつでも話す準備はOKです。

オーセンティック・ヴォイスのかけら（「いいな」と思う声の断片）を見つけたら、今度は集中トレーニングです。短時間でいいから喋って録音する。そして聴く。その繰り返し。

喋ることは何でもいいのです。自己紹介でも、プレゼンや面接の練習でもいいですから1～2分を録音しましょう。そうしたらそれを再生してじっくり聴く。自分がトレーナーになったつもりでね。そうすると「ここは作り声っぽい」「ここは変にテンションが高くて上ずっている」などと気がつきます。自分の声だと不思議なくらいよく気づくものなんですよ。

そうしたらそこを自分の理想に近づけるように修正してまた録音する。その繰り返しです。そうすると、少しずつ「今の声はいいな」と思う部分が増えてきます。それがあなたのオーセンティック・ヴォイスを定着させる「唯一にして最高の方法」です。

録音は声の鏡

「録音して自分の声を聴く、それで自分のオーセンティック・ヴォイスを見つけることができるの？」

「そんな簡単なことで変わることができるの？」

すごいワザを期待して読んでくださった方は、半信半疑に思うかもしれません。

「第七章の小ワザのほうが、よほど役に立ちそうだなあ」

おやおや、そんな声も聞こえてきそうですね。

でも、小ワザは小ワザでしかありません。すぐに役立つけれど、やはり一生使える声を手に入れるには前項に書いた方法しかありません。まずは自分が普段どんな声を出しているのかをシビアに受け止めないと、声は絶対に変わらないのです。もちろんオーセンティック・ヴォイスも見つけることができないのです。

タレントになりたての若い人が、テレビに頻繁に出るようになるとどんどん垢抜けていきますよね。よく「観られるときれいになるんですって」なんて言われますが、実は観られることでキレイになるわけではありません。もちろん、四方八方からカメラで映されているという緊張感も多少はあるでしょう。しかし最大の理由は「映された自分の姿を自分で観る」からなのです。

デビューしたてのタレントや歌手は自分が出演した番組や、自分が撮影された映像は必ず観てチェックをするはずです。そこで顔の角度が微妙に変だな、とか、笑顔はもっとこういうふうにしよう、とか、いつも右肩が下がり気味だから修正しよう、とか、それはそれは細かいところまで、「自分だからこそわかるチェック」をします。

自分がどういうふうに見られたいか、どんな容姿に見せたいのかを知っているのは自分自身であって、キラッと光る小さい美しさも「自分だからこそ見逃さない」のです。

だからたくさん映れば、それだけたくさん自分をチェックする材料が増える。そのたびに修正してまた観る。その結果、野暮ったい感じだったところが研磨されるように改善され、キレイに、カッコよくなっていくのです。美しさの理想像ということに対して一番厳しいのは自分ですからね。

声もまったく同じです。タレントさんたちが自分の姿を観ることで容姿を磨いていくように、あなたは自分の声を録音して聴いて、自分でしかできない細かなチェックをし、自分にしかわからない「好きな声＝本来の声」を見出し、自分だけが知っている「理想の自分」へと変わっていくのです。

声は意識して聴くだけで、聴覚と脳がなかば「自動的に」修正をしてくれます。細かなことは気にしなくていい、というよりも気にするとかえって力んだり作り声になってしまいます。恥ずかしがらずに声を出しては録音する、よく聴いてその中から好きな声を探し、その声を耳に定着させる。話すときには、その声を頭の中で再生し反芻してから話す。そうやってまた録音する。ときおり自分の顎が上がっていないか、力が入っていないか、姿勢は悪くないかというフィジカルの基本をチェックする。

その繰り返しだけで驚くほど声は変わります。録音する内容は朗読のように棒読みしてしまう可能性のあるものではなく、リアリティを持って話せる内容にしましょう。

声はあれこれ悩んでいても変わりません。自分の声を客観的に聞くことでしか、声は変えられないのです。百考は一聴にしかず。まずはやってみてください。聴くことでスイッチが入る脳の補正機能を体感してみてください。

良い声と悪い声

何をもって良い声、あるいは悪い声というかは、目的によって違い、また個人の好みもかかわってくるので一概には言えません。しかしキーキー声よりは落ち着いた声、金属的な硬い声よりは暖かみのある柔らかい声が好印象であることは容易に想像できると思います。キーキー声からはヒステリックで感情過多な性質が想起されるし、金属的な硬い声からは強制や拒絶を、低めで深い声からは包容力やリーダーシップを感じます。「この人には何でも話せる」「この人についていけば大丈夫」と思うでしょう。

たまたま好感度の高い声を獲得していった人は幸運です。だからといって、自分もそうなろう、と思うことはありません。

○○さんの声が好き、だからといって真似をしたらどうなるでしょうか？　人にはそれぞれ骨格や体質、そして生きてきた環境によって培われた固有の「本物の声」があるのです。真似声や作り声はネコがキツネの皮をかぶったり、犬がカンガルーの皮をかぶるようなものです。ちぐはぐでしょう？

そのおかしさを人の聴覚は確実に感じ取ります。それも無意識に。だから聴く人の心にまっすぐに伝わらない。真実性のない声には、人は耳を傾けない。耳に入っても聴覚が無視を決め込むのです。何度も書くように聴覚には恐るべき感受性があることをお忘れなく。

またアナウンサーのように冷静で落ち着いた声になりたい、という人がいますが、アナウンサーは聴きやすく話すプロであって、声とはまた別の話です。しかもアナウンサーを志す人はその時点で、すでに声への意識が高く、自分の声に嫌悪感をあまり持っていない場合が多い。そして常に自分の声の録音を意識して聴く習慣がついているので、耳（脳）の補正機能が働いて、知らぬうちにオーセンティック・ヴォイスを見出していることが多いのは確かです。

ともあれ、あなたにはあなただけのオーセンティック・ヴォイスがある。あなたの声にはあなただけの魅力があるのです。このことを常に肝に銘じてください。

「でもキーキー声の私はどうしたらいいの？」

「だみ声のせいで意地悪そうって思われるんです」

前に説明したように、生物には細胞ひとつひとつが心身にとってもっとも健康でバランスのとれた状態＝恒常性を保とうとする働きがあります。キーキー声やだみ声や嗄《しゃが》れ声は心身に無理をさせている証拠です。

知り合いにひどいかすれ声の女性がいました。数年来、絞り出すような声で話していたのですが、何度も病院で検査をしたものの喉に異常はないと言われ、原因がわからないまま。いつのまにかこれが自分の声になってしまったのだろうとあきらめていたそうです。彼女は10代で結婚し、夫婦で事業を起こしてがむしゃらに働き財産を作り、声がかすれた頃には何不自由ない生活をしていました。はた目には。

しばらく音信がなかったのですが、久しぶりに電話がかかってきて、そのときには声のかすれがきれいになくなっていました。

「何か生活に変化があった？」と訊くと、離婚をしたとのこと。よくよく振り返ってみたら、かすれ声が始まったのは夫の裏切りが発覚してしばらくたったときからだったそうです。誰にも相談できずひとりで苦しんでいたとのことで、その精神的なストレスが心身を締め付けていたのでしょう。離婚と同時に彼女は外国に長期滞在し、すっかりリフレッシュしたと、かすれのかけらもない伸びやかな澄んだ声で話してくれました。

このように精神的なストレスから解放されるだけで声が変わるケースもあります。苦しみや悲しみを封じ込めると、それが声をも抑え込んでしまうのです。キーキー声やかすれ声のあなた、過剰な無理をしていませんか？

また姿勢の悪さや呼吸の癖、話すことに対する緊張によって余分な力が入っていることで癖の強い声になったり、だみ声になったり、体格にそぐわない音程になる場合も多々あります。心身の不自然さが、不自然な声を生み出すのです。

人間の細胞が恒常性を保つように、声もまたその人にとってもっともよい状態という恒常性を保とうとしています。声があなたに何を教えようとしているのか、自分の声に注意を向け、文字どおり耳を傾けてあげてください。

職業にも職種ではなく個人による声の個性を

社会に出ると、職業によって「自分はこんな声にならないといけないのでは」と知らないうちに思い込んでしまうことがあります。営業マンの声、コールセンターの応答の声、デパートの案内の声などなど。

たしかに高度成長期以降は「職業用の声」もサービスの一環でした。特に接客は合理的に全国どこでも変わらぬサービスを提供するために、マニュアルに沿った応対があたりまえになりました。人それぞれの持つ個性を仕事に持ち込むことを禁じ、画一性こそサービスであるような風潮を作っていったのです。仕事に自分自身の「声」を持ち込むには、あまりにも表面的な協調が求められる、そんな圧力に満ちた社会です。

でも、もうそんな時代は終焉を迎えつつあります。チェーン店よりも個性のある店が、マニュアルよりもひとりひとりの持ち味を生かした接客が求められる時代になってきたのです。

企業だって個性を前面に出すことで生き残りを図る時代です。個人ももう自由になっても良いのではありませんか？

むしろ自由になって自分自身の声を見出し、地に足をつけて自分の人生を歩む人材こそが、これからは必要です。「ロボットのようにマニュアル通りにやっていればいいのさ」なんて自嘲した時代は終わりです。だって今は優秀なＩＣ内蔵の本当のロボットが簡単にやってくれるのですから。

だから職種によって必要とされる声に自分を当てはめようとする必要はありません。むしろあなたの声がどんな効果を生むのかを客観的に判断して、あなただけの声の個性を伸ばし生かしていくべきなのです。

大手コーヒーチェーンのスターバックスが成功したのは、一字一句マニュアル通りの杓子定規な対応をせずに、ひとりひとりのバリスタが自分の個性全開でお客さんとコミュニケーションをとるところにあったのだと思います。アメリカではお客さんの名前を訊いてカップに書くし、オーダーと関係のないことも話します。そんな人間味のある接客が、またこのお店に来ようと思わせるのです。

つぶれた声じゃなく低くて深い声の八百屋さんがいてもいいし、ゆったりと落ち着いた声の営業マンもいい。ねっとりと判で押したように同じ声じゃなく、今日はあの人だな、とわかるくらい個性のあるデパートの案内アナウンスのほうがきっと評判になります。もちろん案内ですから聴き取りやすさを優先する必要がありますが、今はどこのデパートもショッピングセンターの案内も、話し方といい声といいとても聞きにくい。それこそひとりひとりの声によって聴き取りやすさを工夫するべきなのです。

そろそろ個人も企業も社会も、声の個性にもっと注目して上手に使っていくという発想を持ってはどうでしょうか。

表現することを恥じる日本人

どうして日本人にこれほど自分の声が嫌いという人が多いのか、そしてクレーン状態の人が多いのか。それは、声がその人自身を表現するとても重要な手段であり、他人と自分、社会と自分を繋ぐメディアだという認識があまりにも稀薄だからです。

お箸の持ち方や歯の磨き方は幼児の頃に親に教えられましたよね。字の読み方や計算は小学校で習います。では声の出し方は誰かに教わりましたか？

99％の日本人の答えはノーです。

発言するときや音読のときに「大きな声で！」なんて言われるだけで、どれくらい大きな声をどうやって出すのか、どうやったら明瞭に話せるのか、誰も教えてくれません。

そして本来、声には豊かな感情やひとりひとりの個性が表れるのが当然なのに、ちゃんと聞こえさえすればよい、あとは目立つなとばかりに、ちょっと個性的だと注意されたり笑われたりする。

声だけでなく、感じ方や考え方も人と違うのがあたりまえなのに、個性よりも協調性が重んじられ、みんなと同じようにしている子どもが良い子だと言われる。

子どもにとっての声は自己表現そのものなのです。日々、自分を取り巻く世界にあふれている新しいことに驚き、さまざまなことを吸収していく。その量も内容もそれぞれ違うのに、学校では感動したり笑ったり怒ったりする表現すらも平均化しようとしてしまう。声は幼少時からすでに、豊かな個性とともどもに抑圧されてしまっているのです。皆で声を揃えて読むことよりも、「自分が伝えたいことをどう表現するのか」を発声の仕方から教えていく欧米の教育とは正反対です。

学校で声の個性を抑え周りに同調するように刷り込まれてきたら、社会に出てひとりで行動していかなくてはならなくなったとき、どうやって自分の考えや感情を伝えていくのか、まったくわからなくなってしまうのはあたりまえです。でももはや誰も教えてくれない。だから「好感度の高そうな」タレントやアニメのような声を拠り所にしてしまうのです。そうして地に足がつかなくなってバタバタともがく。そうしてさらに自分自身を表現できずに心身ともに苦しむことになるのです。

私の子どもが幼少期の話ですが、保育園か幼稚園に入園させるために近隣の園を見学しました。ご近所の保護者の間でもっとも評判が良く入園希望者の多い園を見に行ったときのこと。

驚いたことに、4歳の子どもたちが先生の話を静かに聞いているのです。そして話の終わりに「わかりましたか？」と言われると皆が可愛らしい声で一斉に「はーい」と答えます。その声は音程まで揃っていて、そこからはずれて返事をする子などひとりもいないのでした。

二番目に人気の幼稚園に行ってみたら運動会の練習中。先生の号令や笛に合わせて皆が同じ演技をします。そしてひとりふたり、ちょっと動きがずれると先生が厳しく叱るのでした。そのあとは全員で歌を歌いましたが、幼児に出せるわけがない音域の歌だったので、子どもたちは目を吊り上げ、喉をつぶさんばかりにがなり立てて……。指導する先生の声は地声よりも200ヘルツほども高い金切り声。その時点ですっかり怖じ気づいてしまいました。どちらの園でもお母さんたちに話を聞いてみると、「今のうちから協調性を叩き込んでくれるから小学校に入って手がかからないのよ」とのこと。うーーん……。

子どもたちは3歳や4歳の頃から自分を表現すること、自分自身の声を出す方法をまったく教わらずに、むしろ声を勝手に出さないこと、声を出すときには皆と合わせ目立たないことを強要されて育っていくのです。いかに自分の声で自分を表現するか、という人間としてのスタート地点で学んでいくべき大切なスキルが教育から抜け落ちている。

小学校低学年前であれば、ほとんどの子どもは自分自身の声を持っています。喉頭の位置が下がり始めて声をコントロールするようになっていくその段階でオーセンティシティを尊重し、それを磨いていくことを真剣に教えるべきです。そういう教育を家庭や学校がするようになれば、もっと話すことに自信を持てるだろうし、声を出すことが楽しくなるはずなのです。

声を楽しんで出すこと、それは自分自身への肯定感や信頼を育てることにもなります。なぜなら、人は死ぬまで、家族を含め自分以外の人間と接して生きていかなくてはなりません。喋るという行為によって、自分の思いを発信していかなくてはならないのですから。

ちなみに我が家の子どもたちは、人気の園には入らず、個人経営で無認可の小さな幼稚園に通いました。年齢もバラバラ、障害のある子や親が外国人の子ども、帰国子女など個性もいろいろで、総勢20人ほどの園児が声を揃えるのはお弁当のときの「いただきます」だけ。子どもたちの声は本当に色とりどりでした。そして先生方の声は穏やかで落ち着いていました。それが入園の決め手となりました。

あなた自身が最高のトレーナー

声に悩みを持つ人は、ヴォイストレーニングをすれば解決すると思いがちです。はっきり言いましょう。ヴォイストレーニングは必要ありません。

私は大学に入っても、中高時代に苦しんだ失声症がいつ再発するかとびくびくしていました。大学で発声のメカニズムを学び、卒業後に別の大学で認知心理学を学んだことで、少しずつ「声」の正体がわかってきました。それと同時に声をコントロールできるようになるために、さまざまなヴォイストレーニングを受け、のちには医師や音声学の先生と連携したトレーニングを実践してきました。そうして得たのが「ヴォイストレーニングは必要ない」という結論です。

もちろんなんらかの病的な要因がある場合には医師の監督下での音声訓練が必要です。また、声楽家やプロの歌手を目指しているとか、アナウンサーになりたいとか、専門的な目的がはっきりしている場合にはトレーニングも必要です。

声を専門的に使うプロには、そのために最低限身につけるべき発声法があり、それは身体に少なからぬ負荷をかけますから、段階的にトレーニングを積まないと身体を壊す原因になります。だからその分野専門のヴォイストレーナーについて訓練をするべきです。

しかし普段の声に関していえば、トレーナーは必要ありません。あなた自身が最高のトレーナーなのです。どんなトレーナーでも、あなた以上の修正はできないのです。

たとえば、髪を切りに美容院に行きますね。たいていの人は「こういうふうにしたいのだけど」とヘアカタログを見せたり、口で説明したりするでしょう。でも思い通りの髪型にならず、家に帰って何度も洗ってみたり、自分でちょこっとはさみを入れてしまったりすることはありませんか？

自分がどんな髪型が似合うのかをよくわかってくれて、髪質も把握していて、ドライヤーがうまくかけられないとかスプレーやムースが嫌いとか、そんな日常の手入れの好みもわかっていてライフスタイルに合わせてくれて……そんな美容師さんのいる行きつけのお店があるのは理想だけれど、なかなかそういう出会いは難しいものです。でも髪のことなので、少々好みでない仕上がりになっても「しかたないなあ」とぼやきながら、どうせすぐに伸びるのだから、と妥協してしまうでしょう。

さて、これを声に置き換えて考えてみてください。声にはカタログがありません。「○○さんみたいな声にしてください」なんて言っても、体格から声帯の長さから生き方からすべてが違うのだから、無理な注文です。漠然と「いい声になりたいです」なんて言われて、トレーナーは対応できると思いますか？

しかしそこで「できません」と言うトレーナーはまずいません。髪を切りにきたお客さんに「切れません」という美容師さんがいないのと同じです。

でも髪はその場でチェックしながら、もう少し短く、とか注文を付けられます。それでも家に帰って数日したら、髪質に合わないなーなんていうことがあるのですから。

声はトレーナーさんが思う「いい声」には近づけるかもしれません。トレーナーさんがやってみせる声と似た声が出せるようにはなるかもしれません。でもそれはあなたにとって意味のあることでしょうか？

声はあなた自身、あなただけの唯一無二のもの。どんなにトレーナーさんの声が良くても、同じ声にはなれないし、なる必要もない。オーセンティシティ＝真実性のあるあなたの本当の声はあなたにしかわからない。そしてあなた以上にそれを引き出すことのできるトレーナーは、絶対にいないのです。

声は、本当にわずかな動きで簡単に変えられます。「声が通らない」という悩みを持っている人に、その場でちょっと通る声を出させるなど簡単なことです。声は瞬きひとつで音色が変わるほどデリケートなものなのですよ。

こうしましょう、ああしましょうと言われて身体の重心を変えたり、身体を折ってみたり、イメージして声を出してみたりすれば、30分もかからずに声を変えることができます。

でも、それはまず間違いなく、あなたが本当に求めているオーセンティック・ヴォイスではありません。

何度でも言いましょう。「あなたの本物の声」は、あなた自身が今出している自分の声を録音することで「客観的に知り」、「自分で見つけていく」しかありません。

あなたの真実性のある声は、生まれたときからあなたに備わっていて、あなたのすべてを蓄積している聴覚と脳が知っています。だから録音した自分の声を聴き、その中からこの声が真実性のある声だと認識した時点で、脳は「自己補正機能」を働かせ始めるのです。

声は「聴覚と脳」と「発声に使われる筋肉（声帯を含む周囲筋）」と「空間（声道）」と「息」が作り出すものです。これら絶妙な連携は「あなたが認識し、あなたの脳が命令を下すこと」でしか働かないのです。あなたに代わって人にものを考えてもらうことができないのと同じです。

第九章　声のフィードバックが人を変える

声のフィードバック効果とは

声には膨大な情報が含まれていることはこれまでに書いてきた通りです。声の影響力は意識的であれ、無意識であれ、言葉や態度で伝えられた内容以上に大きいのです。どんなに話す内容が優れていても、真実が表れていない作り声や、その人の悪いところばかりが出てしまっている声では、説得力を持たせることはできません。

それだけではなく、声は脳を通って心身にフィードバックし、人をその「声のように」していくのです。作り声はその人をまがい物のようにするし、弱々しい声ばかり出していると心身もそうなっていきます。クレーン状態の声だと生活すべてがクレーン状態になり、足が地につかないものになっていくのです。

人間の聴覚は音から得た膨大な情報を脳に送り、脳はその情報処理の段階で神経系や内分泌系に指令を出し、さまざまな行動や生命の営みをコントロールします。

声を出すという行為は、その声を耳が聴き、脳が処理し、その結果を身体にフィードバックするところまででワンセットです。

声は人に大きな影響を与えるだけでなく、自分自身にも影響を与え変化させてしまう。この仕組みの精巧さはもはや人智を超越しています。

あなたが人生の中で、もっともたくさん聴く声は誰の声ですか？

ご両親？　恋人？　先生？　好きな歌手？

違いますよね。あなたがもっとも多く聴く声は、あなたの声です。生まれたときから死ぬときまで、決して離れることなくあなたとともにある、あなた自身の声です。

あなたの声は周りの人に良くも悪くも影響を与えている。だけど、あなたの声があなた自身に与える影響こそがもっとも大きいのです。

人は食べたもので身体が作られます。「You are what you eat（あなたは食べたものそのもの）」というわけです。また、IT用語には「Garbage in, garbage out（ゴミ入れ、ゴミ出し）」というものがあります。ゴミデータを入れればゴミデータが出てくるという意味です。

声も同じです。ゴミのようなものを食べれば身体はゴミのようになる、ゴミのような声を四六時中、骨導音込みで耳から聴いていたら……。

声は必ず言葉とセットです。しかしこの本では「声に注目する」ことが目的ですから、言葉やスピーチテクニックには敢えて言及しません。しかし汚い言葉が美しい声で語られることはまずありません。汚い言葉は必ず汚い声とセットです。そういう声はフィードバック効果によって、話す人をそのようにしていきます。まさに「ゴミ入れ、ゴミ出し」ついでにゴミ作りというわけです。

この本の最初で紹介したオードリー・ヘップバーン主演の「マイ・フェア・レディ」がよくできていると感心するのは、主人公が下品な言葉で悪態をつくときには汚いガラガラ声で物腰もこのうえなく下品。しかし声が美しくなるにしたがって、発音も言葉も洗練され、最後は「かの国の王女」だと確信されるような、凜とした品を備えた、ため息が出るほど美しい姿になっていきます。原作者のバーナード・ショーは声の心身へのフィードバックをも理解していたのでしょうか。

あなたが出している声はあなたそのもの。あなたが声を出し、その声があなたを作る。音のフィードバックは聴覚から脳をめぐり、心身を変えていきます。あなたは出す声によって、良い方向にも悪い方向にも再構築されていくのです。

だからオーセンティック・ヴォイスを見つけ出すことが重要なのです。ちょっと難しくなってきましたか?

では次に声のフィードバックの実例をいくつか紹介しましょう。オーセンティック・ヴォイスとフィードバック効果、そして声が聴覚に及ぼす影響が脳を巡って人をどんなふうに変えるのか、実際にあった事例から感じ取ってみてください。

学級崩壊から奇跡へ

【実例①】Y子さん（女性・30代）

小学校低学年の担任を続けてきたY子先生は、当時、学級崩壊といわれるような小学校2年生のクラスの担任でした。真面目でとても熱意のある先生でしたが、どんなに注意しても授業中に走り回ったり、勝手に教室を出ていってしまう児童がいて、その子のグループが大騒ぎをするので、ほとんど授業ができない状態が続いていました。毎日毎日「静かにしなさい！」「ちゃんと席についで！」「先生の話を聞いて！」、そんなふうに叫んでいたために、何度も声が嗄れて、そのうちに喉にポリープができ大きな声も出せなくなってしまいました。病院に通ってポリープの治療をしましたが、このままでは再発するだろうということで、声の出し方を変えることになったのです。

Y子先生の希望は「ポリープを作らずにもっと大きい声を出せるように」というものでしたが、発声に無理がかかっていることの解消がまず第一の課題。Y子先生の体型は小柄で華奢、ともすれば裏返るような高いキーキー声が特徴でした。喋るときには首に青筋が浮くくらい喉に力を入れ、感情が高ぶると早口になりがち。

録音した教室での自分の声を聴いてもらったところ、「こんなヒステリックな声だとは思わなかった。私が子どもならこんな声の先生はいやだわ」とショックを受けていました。

トレーニングは、怒鳴っているときや、早口で叱っているときの声の出し方を身体で確認し、その状態を解除して力を抜くことから始め、自分のもっとも楽に出せる声と、自分で聴いて「この声ならＯＫ」と思える声を探してもらいました。

「楽に出せる声」は「出し慣れた声」とは違います。無自覚に声を出すと「出し慣れた声」になってしまう。自分が聴き続けていた今までのヒステリックな声の記憶が、必ずそれに近い声を出させてしまうので（これが聴覚のやっかいなところです）、余分な力を抜きリラックスした状態で、楽に発声しつつ少し低めの声を意識してもらいました。

２ヶ月ほど家でもどこでも録音しては聴き、やがて姿勢と喉の状態と声のトーンを自覚してコントロールできるようになり、まるで人が変わったように落ち着いた声になった頃、こんな報告を受けました。

「なんと学級崩壊がピタッとおさまっちゃったんです！」

それまでは、まともに授業にならないというので何度も保護者会が開かれ、その対応に疲れ切っていた彼女でしたが、おさまってみると保護者の態度もガラッと変わり「Ｙ子先生が教室に奇跡を起こした」とまで言われたそうです。

学校公開日に様子を見させてもらいましたが、ポリープに苦しんでいたときの彼女とはうってかわって、自信に満ちた様子で穏やかに授業を進めていました。声量は以前と変わらず、むしろ少し減ったくらいでしたが、子どもたちが静かに聞いているのでまったく問題なし。そして彼女はとてもせかせかと小走りのように歩く人でしたが、物腰もゆったりと落ち着いていて、顔つきまで変わっていました。

子どもたちは大人が思っているよりもずっと繊細で敏感です。特に学級崩壊のもとを作るような、授業中に走り回ったり、すぐにかっとなって友達と喧嘩したり、教室を出ていってしまったりする子どもほどデリケートです。先生の声に含まれる感情――いらいらや怒りや嫌悪をいち早く感じ取るのもこの子たちなのです。

声の表面的なストレスを取り去って、本来のもっともよい恒常性を取り戻した声、真実性のある声が出てきたとき、Y子先生が持っている本来の真面目さや優しさが子どもたちに伝わりました。それをまっさきに感じ取ったのも、学級崩壊の原因になっていたワンパクたちでした。

彼女の声の変化にともなって子どもたちの態度が変わった。そして彼女自身もまた、自分の真実の声を見出し、それを日々聴いていたことで心身が変わった。つまり「声のフィードバック効果」が起こり、物腰から顔つきまでもが変わっていったのです。

「鏡を見るように、いつでも声をチェックするのが習慣になりました。今でも時々、以前のような声になってしまうことがあります。でも今はそうなったら自分でわかるので、修正することができます。修正したとたんに子どもたちの心がこちらに向いてくれるのがわかるんです。ほんの数ヶ月前まで、いつ教師をやめようかと思っていた。でも今はずっと続けていく自信がつきました」。

「奇跡」のあとでそんなメールをくれたY子先生。今は文字通り、子どもの声にも深く耳を傾けて、心身の揺れ動きをいち早く察知し、信頼される指導者になっています。


教育の現場に立つ先生方は日々、どうやったら子どもたちをより良く育てられるかと試行錯誤していらっしゃることでしょう。学級崩壊までいかなくても、クラスをまとめることに苦労し、学校教育に行き詰まり感を抱いている先生も多いと思います。

努力して頑張ってきたのに、という無力感に襲われたとき……子どもが悪い、学校が悪い、保護者が悪い……そう思いたくなったとき、ぜひ自分の声を録音して聴いてみてください。校長先生や教頭先生も、朝礼や始業式・終業式で子どもたちが話を聞いてくれないと嘆く前に、まずは試しに自分の声を聴いてみてください。
その声にはオーセンティシティが感じられますか？

言語障害を経てオーセンティック・ヴォイスを手に入れた

【実例②】Kさん（男性・30代）

交通事故で内臓損傷、大手術により一命を取り留めたが退院後に脳梗塞を起こし、半身が麻痺、言葉の意味はわかるが発音できないという言語障害が残ったKさん。2年近く病院で身体とともに言語のリハビリを行いましたが、言葉が不明瞭で話せないままでした。聴覚は正常。

なんとか社会復帰をしたい、ということだったので発音を明瞭にするための訓練を行いましたが、彼の場合、とても献身的に世話をしていた母親が実は大きな障害になっていたのです。彼が話すことは他人には聴き取れない。でもお母さんには彼が何を言っているのかわかります。「ああおおう、おえー」と言えば「これね、ハイ」とタオルが手渡されます。

「あのー、私にはよくわからないんですが、彼は今なんと言いました？」

「〝あのタオル、とって〟ですよ」

「さすがお母さん。よくわかるんですねえ」

この素晴らしいお母さんがなぜ障害になっていたのかというと、「あうあう」と言っていてもお母さんには通じるので、彼は「自分がどれほど不明瞭な発音をしているか、気がつかない」のです。まあもとのようには話せていないけれど、通じるくらいには話せているんだろう、そう思っていたのですね。

脳と聴覚の関係はとても主観的なのです。人が聴いているのと同じように自分には聞こえないだけでなく、脳が命令した言葉を発しただけで、それが不明瞭であっても自分では聞こえているような気になってしまいます。

健常であっても体調が悪かったりぼうっとしていると、頭で言葉を組み立てて喋ったつもりでも口では発音できていなかったりすることがありますよね。

私にもそんな経験があります。とても疲れていたときに混雑した電車に乗ったのですが、ふと見ると周りは男性ばかり。慌てて隣にいた紳士に「もしかしてここは男性専用車両などということはございませんか?」と訊きました。ちょうどその路線に女性専用車両ができたばかりの頃だったので、もしかしたら男性専用車両もあるのかと思って。でも疲れきっていて、口が動かず、出てきた言葉はカタコトの「ココ、オトコ、シャリョウ?」でした。

純然たる日本人男性に「ノーノー、ユー、オッケーオッケー」と返事をされ、純然たる日本人の私は「サンキュー」と答え、あとは立ったまま寝たふりをしたのは言うまでもありません。

頭で考えたことをその通りに言う、というのは普段あたりまえのようにやっていることですが、ほんのちょっと神経回路がショートするだけで、できなくなってしまうのです。寝言は頭でははっきりとした言葉なのに、口が動かないためにムニャムニャした音声になったり一部しか発音できなかったりしますよね。寝言はともかく、人は頭で考えて話したことはちゃんと発音できていると思い込んでしまいます。

さてKさんは、頭で考えたことを声にしたときに何百という神経伝達によって正確に発音する回路の何ヶ所かがショートして動かなくなっていたのです。ちゃんと喋ったはずなのに言葉になっていない……という寝言のような状態です。しかも本人は喋ることに気をとられ、どれくらい不明瞭なのか正確に認識できていない。

そこで発声したものを録音して、どんなふうに不明瞭なのか認識するところから始めました。そして次に呼吸、舌根の力を抜くこと、舌の位置、口腔の形などの基礎訓練を行い、ひとつひとつの発音から次は二つの音の組み合わせ、次に三つというように練習して、頭が言おうとした言葉をそのまま発音する回路を刻みつける訓練をしました。余談ながら、吃音も脳から発音への回路のわずかなズレによって生じるので、その回路を正常に戻す訓練をすれば治ります。

お母さんはKさんが傷つかないように、いつも先回りして行動を読み、何を言っているのかわからない、などとは決して言いませんでした。しかしその日から心を鬼にして、発音が不明瞭なときには、たとえ何のことかわかっても「わからない」とはっきり言ってもらうようにしました。

半年ほどでほぼ普通に話せるようになったのですが、ここまでは通常の音声訓練とその成果にすぎません。特筆すべきは、その後のKさんの変化です。

交通事故にあう前からKさんはどちらかというと内気で口数が少ないタイプでした。言葉が喋れなくなり半身が不自由になってからはさらに内向的になりました。当然といえば当然です。

しかし、毎日練習のために口を動かし、呼吸を訓練し、言葉を声にする、それを録音して聴く、という繰り返しを続けているうちに、Kさんの声はどんどん良くなっていきました。もともと本が好きだったので、訓練に音読を取り入れたところ、彼は声を出すことが何より楽しくなってしまったのです。

事故前、健常であったときには肩幅が広く体格が良かったにもかかわらず頼りなく弱々しい声の持ち主でしたが、毎日膨大な音読を続けるうちに、声にどう感情を乗せるか、緩急のバランスなどを巧みにコントロールできるようになりました。そして毎日自分の声を聴き続けることで、伸びやかで明朗な本来のオーセンティック・ヴォイスを見つけだしたのです。

トレーニングは8ヶ月で終了し、あとは自分で声を録音して、それを聴きながら自分自身で修正していくようにしました。まるで声の変化に引きずられるように性格も明るく前向きになったKさんは、それから2年後に素敵な女性と出会い幸せな結婚をしました。

Kさんが自分自身の声を見出したのは、事故と脳梗塞という不幸な出来事がきっかけでしたが、身体には不自由が残っても、声という表現手段に自信を持てたことで彼の精神は大きく羽ばたき、世界を広げ、切り開いていく力を手に入れたのです。

健常だったときの弱々しい声と、今の声を比べてみるとまるで別人です。どちらが幸せかと訊ねたら、きっと彼は今のほうが幸せだと答えるのではないかと思っています。

つらい記憶が蘇らせる負のフィードバック

【実例③】Sさん（女性・40代）

知り合いに、アメリカでの生活が長い女性がいます。たまに日本に帰ってくるのですが、もともと優しい気質で、親しくない人に話しかけられるとモジモジと下を向いてほとんど話せないようなおとなしい人でした。

アメリカでの生活は大丈夫なのかしらと心配していたのですが、たまたま帰国時に研究会を手伝ってくれたときのこと、驚く光景を目撃しました。

英語圏からの参加者が何名かいたので、英語が堪能な彼女が案内役をしてくれたのですが、なにかの拍子に聴き慣れない声が耳に入ってきました。英語を話しているその声は低く豊か。「あれ、こんな声の女性参加者がいたかしら?」と見に行くと、なんと声の主は、案内役の彼女だったのです。

彼女は英語で英語圏の人と話すときには自信に満ちて、よく通る豊かな声で堂々と話していました。声だけでなく容姿まで違う！　まるで別人だわ……。なのに彼女は日本人の中に入ると途端に小さくなってモジモジ。蚊の鳴くような声でボソボソと話すのでした。

会が終わって彼女とお茶を飲みながら「英語だとあんなにいい声で話すのに、どうして日本語だと小さい声になっちゃうの？」と不躾を承知で訊いたところ、彼女は日本語で話すとどうしても大きな声が出ないと言うのです。よくよく聞いてみたら「小中学校時代にひどいいじめにあって、いつも逃げ出したかった。だからそのいやな思い出を振り切るためにアメリカに行ったんです。アメリカではいじめられた私を知っている人はいない。英語で話している私は、自由で幸せです。でも日本語で話すと、いじめられて萎縮して、逃げ出したいと思っていた自分に戻ってしまうんです」とのことでした。

いじめられていた時代は、なすすべもなく檻に閉じ込められていたようだったとか。アメリカに行って自由になれた、ようやく自分の人生を生きることができた。でも日本に帰ってくると、脳に深く刻まれたかつての苦い記憶が、目には見えない檻に彼女を閉じ込め、その当時のような声でしか話せなくなってしまうのです。それはアメリカでの暮らしですっかり変わったのに、苦しい記憶とともに否応なく蘇ってしまう声なのでした。

彼女の脳には日本語スイッチと英語スイッチがあって、日本語がオンになると声は弱々しく顔つきは無表情で暗くなり、うつむいて全身から生気がなくなります。マイナスのフィードバックが全身を巡って話す気力すらも奪うのです。

逆に英語がオンになると、フィードバックはプラスに転換します。英語を話し始めると、声にはしだいに芯が通りどんどん豊かな響きが増し、それにしたがって表情も自信に満ちて立ち居振る舞いまで変化し、やがて歩く姿まで別人のように元気がみなぎります。それはあたかも目に見えないエネルギーが注入され、全身を巡るにしたがって変身でもさせているかのようでした。

彼女の例は言語と心理的な問題が絡み合い、スイッチの切り替えによって2種類のフィードバックが起こるという極端で稀な例ですが、ひとりで正反対のフィードバックを見せてくれる貴重なケースでもありました。

声を変えると精神も身体も変わる

【実例④】Mさん（女性・20代）

自分の声を見出したことで変わっていった例は枚挙に暇がないのですが、もう一例だけ紹介しておきましょう。

Mさんは鬱病で大学を休学して自宅療養し通院して治療をしていました。たまたま声の講座に参加していたMさんのお母さんが、「娘がまったく話せなくなってしまった。また薬の量がどんどん増えて心配なので少し減らしたいが、音楽療法というのは効くのでしょうか」と相談されたのです。

「音楽療法はときとして驚くほどの効果をもたらすこともありますが、まったく役に立たないこともありますよ」などと話しながら、かつて声の質を明るくしたことによって「プラスのフィードバックが起こって」鬱病が軽減したケースを思い出し、Mさんの声を聴かせてもらうことにしました。

Mさんと会ってみたところ、自分のことよりも他人のことに心配りをして、迷惑をかけないように、人が喜んでくれるようにと一生懸命に頑張っている真面目で優しい娘さんでした。

そしてその声は痛々しいほどの作り声。クレーンで完全に吊り上げられている状態でした。鬱がひどくなるとまったく喋れなくなるというMさんは、自分の本物の声をどこかに置き忘れてきたみたい。おそらく何年も本当の自分の声を聴いていないようでした。これは声を明るくしてよくなるような単純なケースではない、むしろそんなことをしたら悪化することが予想されました。

声に悩みがある人の場合は、まず録音して自分の声を客観的に聴くのが一番なのですが、Mさんは声がどうこうという問題ではないのです。今の自分の声を聴いたところで鬱々とするだけで、得るところはありません。そもそもオーセンティック・ヴォイス＝彼女の本物の声がどこにも出てこないのですから。

幸いにも歌が大好きだったMさんには、音楽の力を借りて本来の声を取り戻してもらうことにしました。彼女と話すときには、彼女が好きな曲を小さな音で流し、ときおり彼女がふっと曲に気をとられる瞬間をチェックしました。そのとき、彼女は心の中で歌っていたのです。Mさんが好きな曲はお母さんの影響なのか、80年代の歌謡曲やフォークソングでした。

ちょっと話が逸れますが、日本で長く使われてきた音階は5音音階です。「ヨナ抜き」という言葉を聞いたことがあるでしょうか。ヨは4、ナは7、つまり4番目と7番目を抜いた音階ということなのですが、ハ長調のドレミで言うと、「ドレミソラ（ド）」ということになります。つまりファとシという半音の部分がないのですが、これはとても歌いやすい音階なのです。日本人に限らず半音というのは出しにくい、ストレスのかかる音程です。西洋音楽ではオクターヴを半音ずつ12に分割した12平均律という音律で、音階はいわゆるドレミファソラシドを使いますが、ヨーロッパをはじめ世界各地で今も土着の民族音楽には5音音階が多く使われています。日本で西洋の音階が使われるようになったのは明治になってから。音楽の大改革からわずか130年ほどですから、日本人の音感にはまだヨナ抜き音階への馴染みが残っているのでしょう。

70〜80年代の歌謡曲にはこのヨナ抜き音階のものが多いので、Mさんが好きな曲の中から5音音階でしかも使用音域が狭い曲を選び、ピアノで伴奏などしたらかえってプレッシャーになるので、鼻歌のようにCDに合わせて歌うことにしました。

呟くように声を出していたMさんですが、少しずつ音程の幅を広げ、流すCDの音量を上げていくと、自然に声を出すようになったのです。もちろん、「歌なんて歌えない」と落ち込んだ日もあれば、2度＝となりの音程へのジャンプができなかった日もありました。

3ヶ月ほどたつと、Mさんの声と表情に変化が表れました。自分から「これを歌いたい」と曲を選んでくるようになり、もっと音域を広げたい、もっといい声になりたい、もっともっと……と。ここで音楽の心身への影響を説明することはテーマがずれるのでひかえますが、音楽の力を借りながらMさんは声を出すことに喜びを感じるようになっていきました。その頃から、歌うときに音色を明るくするテクニックを話す声にも応用していきました。そしてようやくレコーダーの出番です。

「ここの歌い方はかっこいいよね」「この部分の声は聴いていてすごく気持ちがいい」

「ここはもっと声量が欲しいな」「ここハモっちゃいたい」

録音を一緒に聴きながら、ときおり歌を口ずさみ、歌うように話す彼女の声はもう作り声ではありませんでした。それから少しずつ話し声にも意識を向けてもらい、自分の本物の声を知り、その声を耳に覚え込ませてもらいました。喋るときにはまずその声をイメージしてもらうようにしたのです。

ここから先はもう想像できますね。

話す声が変わるにしたがって、Mさんの体調は上向きました。いつも浅くて弱かった呼吸が力強く安定するようになり、胃腸の不調にも苦しんでいたのがケロッと治ってしまいました。薬は主治医と相談のうえ、少しずつ減らして1年後には大学に復帰しました。

鬱病になった原因がなくなったわけではありません。でも彼女は「自分の声」を手に入れたことで地に足をつけて歩き出したのです。そして自分の足で歩いている限り、目の前にどんなに大きく見える山が立ちふさがろうとも、登って越えていけるという自信を手に入れたのです。

ストレスのない毎日なんてないし、楽しいだけの人生はありません。生きていれば苦しいことのほうが多いかもしれない。それを目の前からなくすのではなく直視する、そしてひとつひとつ対処していけばいい。そんな力が自分にあるということを、自分の声を取り戻したMさんは知ったのでした。

「鬱のときには身体のいろいろな部分がいつもバラバラのような感じでした。目の前にはいつもグレーの霧がかかっているようでよく見えず、周りには重苦しい壁がありました。心はなんだかどこにあるのかわからないというかフワフワと浮いていて。でも声が変わり始めてからは、身体のバラバラがまとまり、フワフワしていた心が真ん中に落ち着いた感じ。身体の真ん中に、ちょっと押されたくらいでは倒れない芯ができたみたい」

その後、大学を卒業して外国に留学したMさんは国際機関に就職し、途上国で不条理な苦痛を強いられる子どもたちの救済という仕事を生き生きと続けています。

彼女の声は、言葉が通じなくても彼女の真実性を伝えます。今の彼女は子どもたちと出会った瞬間からその声で子どもたちを力づけ、信頼を得ているのだろうな、と想像しています。

容姿も変えるフィードバック効果の仕組み

さて性格から容姿まで変えてしまうフィードバックの仕組みとはどういうものなのか整

理しておきましょう。

話すという行為は、同時に自分の声を聴く行為です。前にも述べたように、話すときには発音や声の大きさを聴覚が瞬時に判断して、声帯まわりの筋肉や口腔や唇の形を調節します。呼気流も強さと量を加減し、まるで神業としか思えないような神経と筋肉の連携によって言葉を発します。そして、脳はその緻密な連携を記憶し学習し続けます。耳から取り込まれた声は、脳の言語領域をはじめさまざまな部分で分析され、感情や快不快を司る領域にも伝えられます。そして嫌悪感、喜び、安心感、信頼感など、受け取った感情によって身体に働きかける生体ホルモンや神経伝達物質を作り出すのです。つまり「声を出す＝声を聴く」ことは、音声に含まれる膨大な情報を取り込みつつ、次に声を出すためにさまざまな分析を行い、その処理段階では脳とホルモン系・内分泌系を刺激し続けることなのです。

しかも声を出すという行為は全身の生命活動を使うことなので、呼吸器官をはじめ共鳴する口腔や骨、鼻や顔の骨格筋肉等々から、厳密に言えば足の先にいたるまで影響を受けます。それが、声が聴覚と脳と喉頭から口腔などにとどまらない身体へのフィードバックを起こす理由です。

一日の中で、そして一生を通して誰の声よりも多く、聴き続けるのは自分の声。だから自分の声の影響をもっとも受けるのも自分。ということは声によって良い刺激を与え続けるか、悪い刺激を与え続けるかによって、心身がどう変わっていくのか、想像できますよね。

フィードバックとは円環性を持つ心身の回路ですから、ひとつの方向性に回り出したら、ずっとその循環は続きます。方向性がマイナスに向けば悪い循環がどんどん進み、プラスに向けばプラスの循環がすべてを良くしていく。

声は心と身体によって出されますが、その声は同時に耳から取り込まれて脳を巡り、今度は身体と心に影響を与える。簡単に言えば、声を出すことで心身が常に作られ続けているということです。それが声のフィードバック効果です。

このフィードバックをうまく使っていけたら、誰しも身体も精神も変えていくことが可能です。「変える方向性」つまり思い描く自分が鮮明であればあるほど、思い通りの自分になっていけるのです。

【声のコラム⑥】

芸術を彩る声の複雑性

ロシアのムソルグスキーが作曲した『展覧会の絵』という組曲の中に「サミュエル・ゴールデンベルクとシュムイレ」という二人のユダヤ人の絵をもとにした曲があります。もともとはピアノ曲で、フランスの作曲家ラヴェル編曲によるオーケストラ版もありますが、もちろん歌もせりふも入ってはいません。しかしこの曲の中では音楽によって見事に二人の「声」が描かれています。

小柄で貧相なシュムイレは高いキーキー声でどもりながら喚きたてます。「だんな、あんまりですよう」と。一方のゴールデンベルクはでっぷりと太って大柄。低く威圧的な声で「うるさいぞ！」と恫喝します。

私がこの曲を初めて聴いたのは小学生の頃でしたが、まるでふたりのやりとりが目の前で繰り広げられているようで、どきどきしながら聴いたものです。そしてそのときからユダヤ人のイメージがすっかり二極に固定されてしまったほど、その「声」の印象は鮮烈でした。ムソルグスキーは言葉のない音によって、ふたりの男の容姿と声までも見事に描き出したのでした。

ちなみにこの組曲の中の別の一曲「リモージュの市場」では、フランス語で喧嘩する気の強いおかみさんたちの罵り合いがまた、言葉などないのに生き生きと聞こえてきます。

ムソルグスキーは優れた作曲家であっただけでなく、人間観察力に長け、鋭い音感を生かして「声から人物を読み取ることができた人」であったに違いありません。

同じくロシアの文学者ドストエフスキーの作品にも声の描写がたくさんあることをご存知でしょうか。代表作といえる『罪と罰』には実に300ヶ所以上も「声」という言葉が使われています。ためしに次の二つの文を比べてみてください。

「そこで彼は、やめてくれと言った」

「そこで彼は、しわがれて喉の奥から絞り出すような声でやめてくれと言った」

どうでしょう。声の描写があるのとないのとでは、頭に浮かぶ光景がモノクロとカラーほどに印象が違うと思いませんか?

声の描写は登場する人物像を際立たせます。高貴なのか下賤なのか、温かい心を持っているのか冷淡なのか、善良かそうでないか、気が強いのか弱いのか、底意地が悪いのか等々。

人物像だけでなくその場の、たとえば衆人が凍りつくような雰囲気や、声を発した人や、それを受け取った人の感情までも生き生きと蘇らせることができるのです。

常に迷いながら悩み続け、到達し得ない理想を目指してもがく人間、愛や憎しみや妬みやらが入り混じった複雑な心理など、視覚描写では平板になってしまう表現を、偉大な文学者は読者の頭の中に多彩な声で響かせることで想像力を刺激し、臨場感を生み出したのではないでしょうか。

ちなみに日本の作家では太宰治の作品に声の表現がちらほらと出てきます。たとえば短編の「母」にはこんな一文があります。

「私は、ひとの容貌や服装よりも、声を気にするたちのようである。音声の悪いひとが傍にいると、妙にいらいらして、酒を飲んでもうまく酔えないたちである」

音声の悪さにいらいらするというあたり、太宰治は声に表れる真実の情報を読み取る感性を持っていた作家であったようです。

第十章　声という魔法

声のフィードバックは認知症やパーキンソン病の予防にも

老人と若者の声の違いは簡単に聞き分けられます。老人の声を真似する場合には不安定なしわがれ声にしますよね。人は加齢とともに声帯も声帯まわりの筋肉も硬化して、柔軟性が少しずつなくなっていきます。それが老人特有のしわがれ声を作るのです。

しかし声帯まわりの硬化は、声帯をよく使うことで防ぐことができます。趣味を持っていてよく出歩いたり友人が多い人はいつまでも若々しいものです。話すことと笑うことは喉の老化予防にとても大切です。声は聴覚と脳と密接に連携しているのですから、話したり笑ったりすることが減ると、脳への刺激が減ります。声を発することを瞬時に調整する聴覚は認知機能を刺激するので、よく話す人のほうが認知症にもなりにくいといえます。

運動が脳を活性化することはよく知られていますが、最近、聴覚心理学と音声学の学者による「脳の活性化は90％が音によってなされる」という研究報告が出されました。話すことは自分の声と相手の声を聴く行為ですから、脳の活性化にもとてもよいわけです。そうやって活性化された脳は身体の管制塔でもあるのですから、その良い影響が全身に及ぶことは言うまでもないでしょう。

「でも子どもが巣立ってしまって話す相手がいないし、外に出るのはおっくうで」

そう言うようになったら認知症へのアクセルを踏むようなものです。

そこでお勧めしたいのがペットを飼うことです。人それぞれ動物の好みはあるでしょうが、個人的には犬がお勧めです。猫はどんなになついても、かまわれることを嫌ったりします。犬は話しかけられるのが大好きで、愛情表現もオーバーすぎるほど豊かです。家の中で生活をともにすれば素晴らしい家族の一員になります。

ペットを飼っていると、人は誰でも饒舌になりますよね。

「お腹すいた？　そろそろゴハンにしようかね」

「おや、お散歩に行きたいの？　今日のお天気はどうだろうねえ」

「郵便屋さんには吠えなくていいの。そうそういい子ね」

そんなふうにしてまるで子どもを育てるように語りかけ、可愛らしいしぐさに微笑み、年月を経るごとにかけがえのない存在となり、心が通じ合った無二の友人になっていきます。しかも世話のために否応なく動くことになるし、犬を連れだす散歩は心身の健康に大いに役立ちます。脳は運動しなくなると衰えていきますから。適度な運動は高齢者にこそ不可欠です。

子どもやペットに話しかけるときには自然に声が高くなるものです。それもヒステリックな高い声ではなく、優しい喜びに満ちた「あやす」声。そういう声はひとり暮らしや老夫婦の生活では、まず出すことがありませんよね。

子どもやペットに話しかける優しい高い声は、使わなくなって硬化しつつある声帯まわりを刺激します。高音域は脳に緊張と活力を与えますから、若返りのフィードバックへと心身が回り出すのです。

実際にパーキンソン病にかかり認知機能にも不安が出てきた70代の女性が、捨て犬を保護して世話をしながら里親を探しているうちに、無表情だった顔に笑顔が戻り、歩行もしっかりして病気の進行も遅らせられたという実例があります。だから「もう歳だから10年以上も生きるペットを飼うのは不安」なんて言わないで！　自分が世話をしなくては生きていけないペットがいるからこそ健康でいようと思えるし、声のフィードバックで10歳くらいは簡単に若返りますから。

動物や子ども相手の場合には自然に高めの声が出るとはいえ、ただ話しかけるだけではなく、先述した「明るい声の出し方」――眉毛を少し上げる方法――を意識すると表情もどんどん若くなっていきます。

もちろん万が一自分が病気になったりした場合も考えて、いざというときには誰が面倒を見るのか決めておくとか、保護団体を支援することで繋がりを作っておくなどセーフティネットを用意しておきたいですね。高齢者と住んでいた犬猫はとても穏やかで、思いやりがあるそうです。それなのに飼い主の健康上の理由で捨てられたり、殺処分されたりする動物が現実にはとても多いのですね。

これからも増え続けるであろう老人施設では、犬猫と一緒に住めるとか、施設のコンパニオン・アニマルがいる、というふうになるといいなあと思います。動物のしぐさを見て微笑み、動物に声をかける。その声が「脳から心身を刺激し活動的に」させる。その影響は全身に及び、薬よりもずっと効果的で副作用もありません。

高齢者と暮らしていてやむを得ない事情で手放された、あるいは飼い主に巡り合えず処分される運命にある犬猫に、ぜひそんな活躍の場を与えてあげてほしいと思うのです。

生きた声の複雑性が思考を耕す

最近はいたるところで合成音声が聞かれます。ボーカロイドのような音声合成ソフトが人気になり、メロディと歌詞を入力して作り上げた歌声がネット上にはあふれています。

ある地方都市では、「次は○○公民館前です」というようなバスの停留所のアナウンスが合成音声になり、「違和感がある、聴きにくい」といった苦情が出て、署名運動にまで発展しました。合成音声は、「声」ではなく「音」です。ほとんどの合成音声はサンプリングした声がもとになっています。ならば声ではないかと思うかもしれません。「あ」とか「さ」などひとつの音を発声したものは同じです。しかし言葉にしたときには、たとえばたった二つの音の組み合わせである「朝―あさ」でさえ、人間の肉声とは違う違和感が生じます。声は言葉の音と音の間のつなぎ――ごく微小な音程変化や音の長さによって、言葉を美しくも不気味にもすることができるのです。それが言葉の意味だけではない声の持つ情報の複雑さです。声にはさまざまな倍音や雑音、耳に聞こえるか聞こえないかといった周波数の音など、多くの音情報が含まれています。その複雑で豊かな情報こそが人間の声の魅力なのです。

人間の思考を耕すのは複雑さです。生きるために欠かせない声は、音情報が複雑であるからこそ、その豊かさで人を成熟させるのです。試みとして、あるいは芸術表現のひとつとして、合成音を自覚的に使用するのは悪いことだとは思いませんが、日常的に「言葉の情報だけ伝えればいい」という安易な考えで無自覚に使われるのはどうでしょうか。

合成音声がそこかしこで聞かれる街角では、いたるところでマネキンが喋っているように感じます。命のない音に乗って運ばれる言葉は、脳の奥底で複雑な情報を読み取る、いわば生命そのものを感受するアンテナに触れることはありません。どんなに下手な話し方でも、どんな声であっても、人間の「息」という生命の根源を使って出される「生きた声」だけが心の奥を揺り動かすことができるのです。

アルコール依存症者の「声に光が射す」瞬間――声のカタルシス効果

かつてアルコール依存症の人々を取材したことがあります。ＡＡ（アルコホーリクス・アノニマス＝無名のアルコール依存症者たち）という自助グループがあり、そこに1年間ほど参加させてもらいました。

依存症者は医師や家族の薦めでＡＡのミーティングに出て、司会者が設定したテーマに沿って、あるいは自由に話したいことを話します。今週はこんなふうに過ごした、とか、この日は飲まずにいられたのに、こんなことがあってスリップ（再飲酒）してしまった、とか。自分がなぜ飲まずにいられないのかを分析して話す人もいれば、飲酒によって失ったものをひとつずつ挙げてはさめざめと涙を流す人、もうろうとして何を言っているのかわからない人もいます。ミーティングが終わると何人かで近くの公園に行って、またそこでとりとめのない話をして過ごしました。そのメンバーには会社員だった人や大工さん、大学教授やもと警察官や会社社長など、さまざまな経歴の人がいました。

ずっと通って皆の話を聞いているうちに不思議なことに気が付きました。回復傾向が見えてくると、ときとして「声に光が射す」瞬間があるのです。光が射す、なんて抽象的な言い方ですが、ほかに何とも表現しようのない瞬間なのです。

「言葉」ではなく「声」に光が射す。その瞬間が増えてくると「ああ、この人は回復するな」とわかるのです。実際にその人たちは、飲酒の苦しみと決別して身体も精神も回復させていきました。アルコール依存症は進行性で致死性、しかも決して治癒しないと言われる厄介な病気です。治癒はしませんが今日一日、また次の日になったら今日一日と断酒を続けることによってのみ、回復していけるのです。そして断酒を可能にするのは医師でも家族でもなく、自分だけ。

あの声に射した光はなんだったのかとずっと考えていたのですが、最近になってなんとなくわかってきたことがありました。

「光が射した声」は、それまでとはその人の声でありながら何かが決定的に変わっていた。

ＡＡのミーティングではただ話すだけです。話す内容についてほかの人が意見を言ったり批判したりすることはありません。皆が順番にひたすら話します。

話すという行為は自分の思っていることを吐露するわけですから、ある程度の感情のカタルシス効果があったのは確かでしょう。しかし多い人は一日に何度もミーティングに出ますから、同じ話の繰り返しになり、かえって「また同じことしか言えなかった」とか、「自分の話など誰も聞いていないだろうな」などとうんざりしながら話したりもします。そうすると心理的なカタルシス効果はあまり期待できなくなっていきます。

では何が起こったのでしょう。実はこれが声の不思議なところで、話し続けることによって、「内容に関係なく声の力が発動」したのです。声を出し続けると、喉も聴覚も脳も、そして身体も恒常性の回復のために働き始めます。その働きに助けられて心理的にも自らを縛り付けてきた執着を手放すことができるようになっていった。これは話した内容に関係のない「声を出すことによるカタルシス効果」です。

光が射した瞬間には、飲酒によってどん底まで痛めつけられた心身の奥底から、美しい泡がプクリと立ちのぼるように見え（実際には聞こえ）ました。それはまるで、その人の奥底で誰かが勝手に治療を始めたかのようでした。

そうした瞬間を何度も目の当たりにすることで、「ああ、声は誰にとっても、その人の味方なんだな」と改めて実感しました。どんなに身体が痛めつけられても、声を出し続けることで、声・聴覚・脳は三位一体となって心身に働きかけ、その人のもっとも良い状態—恒常性を維持する方向へと導いていきます。

その結果、声をどうこうしようなんて考えてもいなかったのに、次第に自分の心身が一致した本物の声が現れてきて、いやでも生きる方向性がプラスへと転換されていきます。そうなったとき、その人は自分自身を本気で見つめ、逃げることをやめ、本物の声に導かれるように、嘘やごまかしではない自分自身を生き始めるように思うのです。

AAのような自助グループに参加することで、なぜ医学では治せない依存症から抜け出すことができるのか、いろいろと理由付けがされてきました。仲間ができて励まし合えるから、ミーティングで自分を省みるから、人の話を聞いて気づきがあるから、等々。

しかし、本当の理由は、話し続ける＝声を出し続けることによるカタルシス（浄化）が起こり、恒常性維持機能のスイッチが入ったからだと思うのです。

ミーティングに来ても人の話を聞くだけの人（話さないのも自由なので）、つまり声を出さない人は、声を出すことでもたらされる恩恵を逃しているわけですから、回復がかなり難しい状況になってしまうのでは、と思っています。

【声のコラム⑦】

マントラやお経の効用、イヤホンの害

お経や密教のマントラ（真言）、あるいはキリスト教の主の祈りや聖母マリアの祈りなど、どの宗教にも唱和するだけでなく、ひとりで唱える祈りの言葉があります。修行僧になると一日中唱えていたりしますね。

祈りを唱えるうちに深い瞑想状態に入ったり、映像が見えたりトランス状態になったりするという話をよく聞きます。

同じ言葉を唱え続けると、当然ながらその声は耳から脳へとずっと運ばれ続けます。たとえばサンスクリット語やラテン語のような普段使わない言語であったとしても、ある程度の意味をわかって唱えているわけですから、その意味も脳にずっと刷り込み続けることになる。そこには声を良くしようという恣意は入らないので、録音して客観的に聴く必要もなく、脳では声を恒常性に従って補正する働きを始めます。ずっと唱えているということは、声→耳→脳→声という円環性が他の生命活動に邪魔されることもありません。脳は無駄なく音の処理を進め、本人が意識することなくもっとも恒常性に沿った声を出すように心身に働きかけます。やがて恒常性に沿った声が出てくると、脳は神経伝達物質を出す指令を与え心身を治していきます。

また恒常性に沿った声に乗せた願いは、強烈な自己イメージを定着させ、その願いをか

なえる自分自身へと自分を変えてしまいます。

祈り続けたら病気が治ったとか、願いがかなったという話がありますね。それは声の働きから考えると荒唐無稽な話ではありません。むしろ実に科学的なことです。

さて、同じような効果を狙ってイヤホンでお経や音楽を聴きながら声を出し続ける人がいるとします。お経はともかく音楽ならけっこう皆さん、やっていませんか？

さて、その場合は恒常性に沿った声を手に入れられると思いますか？

イヤホンは自分の声が耳に入るのを阻害し、別の音声と一緒に脳に届けます。そうすると脳は混乱し、「適当に」選別して取り込みます。なんと、ときには自分の声を聞こえなかったことにしてしまったりもするのです。それはイヤホンによる阻害だけの問題ではなく、自分の意識がイヤホンから入ってくる音を無条件に受け容れて（お手本にして）いるために、聴覚から脳への回路でも、その音を感知したらそれで良しとしてしまうのです。

自分の声がちゃんと聞こえない。むしろ自分の声を自分の脳がほどほどに無視する。そんな状態ではお経も歌も上達するわけがないことはわかりますよね。

というわけで、歌がうまくなりたい人にも、オーセンティック・ヴォイスを手に入れたい人にも、願いをかなえたい人にも、イヤホンはお勧めできません。

第十一章　本当の自分の声を見つければすべて変わる

声を出すことは「勘違い」と紙一重

ここまで注意深く読んでくださった方は前章のアルコール依存症者の例で、たくさん喋っていれば録音などしなくても自分の本物の声＝オーセンティック・ヴォイスが見つけられるんじゃないの？　と思ったのではないでしょうか。

たしかに私が居合わせた場のアルコール依存症者の方々は、ミーティングで話すために無意識に声を出し続けることでカタルシス効果が働き、同時に恒常性維持機能が発動し、それに導かれて本物の声を見出し、そこからフィードバック効果によって心身が回復していくという奇跡のような治癒の道筋を見せてくれました。しかし、ここにはひとつ罠があります。

罠と言うと大げさだけれど、アルコール依存症者の方々は、依存症から脱したいという目的があっただけで、声を変えたいとか本物の声を見出したいと思って話していたわけではありません。声に対しては無意識で、ただ話していたのです。そこにこの一連の流れが自然に起こっていった秘密があります。

人間の心理（あるいは脳）とは厄介なもので、声が聴覚を経由して心身に偉大なフィードバックを起こす仕組みは、ひとたび声を意識してしまった場合には、ただ多く喋ることが逆効果になることが往々にしてあります。

それは「良い声にしよう」とか「本物の声を探そう」とかいう意識が介入することで、聴覚から脳への回路が捻じ曲げられてしまうのです。そこに恣意が入ったとたん、オーセンティック・ヴォイスは「勘違い」と紙一重になります。

それはコラムに書いたイヤホンの例とも重なるところがあります。

だからひとたび声を意識した人は、必ず録音して「客観的に」自分の声を聴いてください。気導音を客観的に聴く場合には聴覚から脳への回路は「勘違い」しません。

むしろ脳はコンピューターにもできないほどの綿密な分析をして、恒常性回復のための本物の声へとあなたを導く補正機能を働かせてくれるのです。

心に届く声、伝わる声とは

声の自他への影響力を知ると、ほとんどの人は「ではトレーニングに通っていい声になろう」と考えます。しかしトレーニングに通うことは、ピンポイントの目的（アナウンサーになるなど）がある場合以外は必要ないということを先述しました。

「あなたのもっとも良い声」はあなたにしかわからない、トレーニングは自分自身でするべし、ということも書きましたね。

「声を変える、良くする」という発想の裏を突き詰めていくと、誰しも「いかに自分を優位にするか」「いかに人を自分のもとに取り込むか」という目的が隠されていることがわかります。でも、それをよくよく考えていくと、その発想自体が自分の中に壁を作っていることに気がつきます。

あなたは「思いを伝えたい」「心に届く声で話したい」、そうですね？

第七章で小ワザをいくつか紹介しましたが、それも所詮《しょせん》は「いかに自分を優位にするか」「いかに人を取り込むか」という壁の中での方法です。

伝えたい人に思いが伝わる声、何人も何百人もの心に届く声、それは実は壁を取り払った声なのです。もはや小ワザなど必要のない声、あなたという人間の尊厳そのものの声です。

多くの人が「自分なんてなんの力もない」と思っています。そうではない。すべての物質は流れ移り変わり、すべての分子は離合集散していく。常に変化するのがこの世界の本質であり、あなたの本質でもあります。だから今対峙している相手に、今日出会う何人かに、あなたの声で伝え続ける。それが人間の生きている意味だと思うのです。それは誰にでもできる簡単で偉大なこと。

だから誰かの真似をしない、良く見せようとか思わない。噛んでもつっかえても前へ前へ。そう心がけて話すと、そこには誠意とか信頼とか大きな愛情とか、そういったものが音となって表れるのです。それがあなたのオーセンティック・ヴォイス、恒常性にかなった本物の声であることは、もうおわかりでしょう。

オーセンティック・ヴォイスを探す段階で、自分の声の録音を聴いて「いいな」と感じる声をピックアップしましたね。その声にはあなたが人間としてもっとも大切にしたいこと、つまり誠意や愛やあなたの尊厳が表れていたはずです。ええ、必ず。

声で悩んだら録音を聴いて自分の声をとことん見つめるのです。そうすれば自分がわかります。そしてどうすればいいのか、自分自身が解決方法を見つけてくれます。声を知ることは自分を知ることだからです。

そして忘れないでください。

あなたの声とあなたの心の中には、神も医師もいるのです。あなたが悩んだときに治してくれるのは神様仏様でも駅前の病院の医師でも心理学者でもない。あなた自身が、あなたのもっとも良いアドバイザーであり治療者なのです。薬など飲まなくとも、ドーパミンもセロトニンもβエンドルフィンも適量を自分自身の身体の中で作りだすことができるのですから。

そんなすごいことができるのが声のフィードバックの力なのです。本当にしつこいようだけど、「声はフィードバックして心身を変えていく」、このことをいつも頭に置いて声を出してくださいね。

声は自分をいかようにも変える魔法なのか

こんな小見出しを見ると、「声を変えると瘦せたり、お金持ちになったり、モテたりするんだね？」なんて期待してしまいますか？

おおいに期待してください。答えは「ＹＥＳ」です。

ここまで読み進んできた皆さんにはもうおわかりでしょうが、

「Ａという声になれば瘦せる」

「Ｂという声を使えばお金持ちに」

なんていう詐欺みたいな話ではありません。「恒常性維持」と「オーセンティック・ヴォイス」がカギであることはおわかりでしょう。

ほとんどの人は自分自身に対して漠然としたイメージを持っています。それは生まれつきではなく、幼い頃からの体験の積み重ねで思い込みとなって潜在意識に編み込まれています。

たとえばどう見たって可愛らしいのに、身内や大切な人から「ブス」なんて言われてショックを受けると、ずっと自分はブスなんだ、と思い込んでしまう。たまたま初対面の人とうまく話せないことがあったら「私は人見知りだから」「内気だから」という自己イメージを自分で自分の脳に刷り込んでしまう。

日本人は自分の声が嫌いだという人が圧倒的に多い、そしてそれは自分への否定感、無力感と強く結びついているということは先述しましたね。声は自己イメージをそのまま体現するものです。だから自己イメージが低い人は自分の声の録音を聴くと嫌悪感をおぼえるのです。

そして人間には恒常性を保とうとする素晴らしい機能があることも先述しました。恒常性に沿った声が本物のオーセンティック・ヴォイスだということも。

さあ、ここからがこの項の本題です。

まずオーセンティック・ヴォイスを見出したら、そして声の魔法を使いたかったら、あなたは今から自己イメージの書き換えを行うのです。

「そんなの無理。私、どんなにダイエットしても失敗ばかり」
「モテたいけど一度もモテた経験がないもん」
「病弱だから、これはどうしようもないですよね」
「私、生まれつき内気ですし」

違います。あなたがそう思っているから、そういう自分になる行動や感情を脳が選択しているのです。

動物は無駄なことをしません。3メートル前に餌（目標）があるのに、わざわざ後ろに進んで、今度は横に向かって壁を登って降りてグルグル回って500メートルも余分に走ってから辿りつく動物はいません。しかし人間はともするとわざわざそういうことをやって、挙句の果てに餌（目標）を見失ったりする。さらには遠回りが癖になってしまって、餌を見失うことがあたりまえになっていたりもする。

人間の心身、特にその管制塔である脳は常に恒常性を維持しようとしています。恒常性とは身体にとってはすべての機能が自然に働き、心理的にはもっとも安心できる状態でもあります。

常に「私は病弱」「私は太っている」「私はモテない」、そんなイメージを持っていると、悲しいことにそれが恒常性の在処となってしまうのです。クローゼットには素敵な服があるのに「どうせ似合わないから」と、地味でボロボロのジャージを着ている。そうするといつのまにかボロボロの服のほうが馴染んで、着ていて安心するようになってしまう。自己イメージと恒常性の関係とはこのようなものです。

あなたが自分のことを「ダメ人間」と思うと、脳はダメな人間のように振る舞わせる。脳は馴染んだイメージを恒常性にしてしまうのです。たとえ目標に行き着けなくてもいいから、通り慣れた道を通るようになってしまうのです。

あなたの立ち居振る舞い、行動も感情も、あなたのイメージによって決定しています。あなたがあなた自身をどうとらえているか、それがあなたの明日の行動を、さらにはあなたの将来をも決めているのです。

あなたの恒常性に沿った声＝オーセンティック・ヴォイスは、あなたの自己イメージの在処へとあなたを導きます。

声・聴覚・脳のフィードバックは、あなたの思うあなたへと、心身を変えていくのです。

前述の実例①で紹介した小学校のY子先生を思い出してください。彼女はオーセンティック・ヴォイスを見出し、その声の影響力で子どもたちが変わっていくにしたがって、彼女の容姿までも変化させてしまいました。少々ヒステリックでマイナス思考気味だった彼女は、声の影響力の成果を目の前で確認した。そのプラスの体験によってマイナスの自己イメージを鮮やかに書き換えたのです。

漠然とした自己イメージは揺らぎます。今までずっと持っていたものはそう簡単には手放せません。しかしそれを書き換える強力な助っ人になってくれるのが、あなたの声です。

声はあなたが確固たるイメージを持てば、そこにあなたの居場所を刻み付けてくれます。鉛筆の上から水彩絵の具を塗っても鉛筆の線は消えない。でも油絵具やペンキを塗ったらきれいに上塗りができます。あなたの心だけのイメージは水彩絵の具のようなもので、よほど工夫しないと上書きは難しい。でも「本物の声」というペンキは見事な上書きを完了させてくれるのです。

オーセンティック・ヴォイスとともに、あなたは理想の自分を描いてみてください。具体的に強く。理想の自分を描いたとき、そしてそれに沿った行動をしようとしたときに、引きとめる自分がいませんか？　それこそがマイナスの自己イメージの正体です。

プラスのイメージ、つまりなりたい自分を描く。オーセンティック・ヴォイスを見つけ、そのイメージと重ねて、今までの自分の行動に支配されない行動を選ぶ。それであなたは自分自身の生き方を痩せる方向にもモテるようにも元気いっぱいにも、つまり好きなようにプロデュースしていけるのです。

これは声の魔法であると同時に、とても単純で素朴な心身の調和術です。この道筋にはもはや小ワザは必要ありません。

声を意識してもしなくても同じ時間が流れるのなら

この本で知っていただきたかったのは、声（と聴覚）がどれほどすごいものであるかということです。そして声には心身に及ぼす恐るべきフィードバック効果があるということです。

言葉を話す、歌を歌う。私たちがあたりまえにやっていることが、どれほどすごいことなのか。声に含まれる情報の膨大さ、声が人に与える影響、そして自分の声が自分自身を変えていく力。聴覚と脳と発声の仕組み、は知れば知るほど奇跡としか言いようがありません。

そんなすごいものである「声」は、あなたがこの世に誕生して産声を上げた瞬間から、息を引き取るときまで、つまり人生のはじめから終わりまで、ずっとあなたとともに歩んでくれるのです。

そのすごさをあなたは活かすことができているでしょうか。

あなたは生まれたときから、願いをかなえてくれる魔法のランプを持っているようなものです。それも三つだなんてケチなことは言わず、何歳になっても、死ぬまでいくつでも願いをかなえてくれるランプです。いや、願いをかなえるのはランプではなくランプに棲みついた魔人さんでしたね。

でもそのランプは持っているだけでは役に立ちません。魔人を呼び出すにはコツがある。そのコツを練習して完全に自分のものにしなくてはもったいないですよね。

「へえー、声ってすごいものなんだ。声と聴覚には心身を変えるフィードバックという効果があるんだ。そして大切なのは自分自身の真実の声、オーセンティック・ヴォイスね」

その通り。最後までちゃんと読んでくださってありがとう。でもそれを知っただけではランプは使えないんですよ。

スポーツ選手は練習をすればするほど身体ができてきます。無駄のない動き、最大の効果を上げる動きが身につき、次にどう身体を使えばいいのか自然にわかるようになります。スポーツはいくら理論書を読んでも体感しないことには上達することはできません。

声という魔法のランプも同じです。

自分の本物の声を見つけること。これはあなたの人生を変えると言っても過言ではない大ワザですが、その声を見つけ使いこなすためには聴覚を利用するしかないのです。「録音して自分の声を客観的に聴き」「自分で補正し」「オーセンティック・ヴォイスをつかんだらその感触を常に意識して話す」。それを続けなければ意味がありません。一日のうちの30分でもいいのです。毎日、必ず「声を意識する＝聴覚と脳の声の回路を使う」ことがなにより大切なのですから。

そうしてスポーツと同じように、身体と脳が効率よく自然に、瞬時にその声を出す回路を使えるように自分自身で訓練をしていくのです。

そうなったとき、あなたの人生を変える魔法が発動し、生まれたときから持っている宝が輝きだします。

幸せとはどのようなものでしょうか。

お金があればいい？　仕事で成功すればいい？

境遇も個性も人それぞれですから求めるものは違うでしょう。でもただひとつ。

「どんな場所にいても、どんな状態にあっても、自分自身でいられること」

それが幸せの第一の条件ではないでしょうか。

自分の本物の声を持っている人は、決して自分自身を失うことがありません。どこにいようとも地に足をつけてすっくと立ち、そこを自分の居場所にできてしまう。どこにいようとも、どんなことが起ころうとも自分の人生を生きることができるのです。

この素晴らしいギフトをどう使うのか、それを決めるのはあなたです。

時間は誰にも平等に流れます。同じ時間が流れていくのなら、声を意識して過ごすほうがどれだけ充実した人生になることでしょう。

声の力という宝を生かす人生を選ぶのも、宝の持ち腐れを選ぶのもあなた自身。

たった今から声を意識して生活をするかどうか、それにかかっているのです。

山﨑広子（やまざき・ひろこ）
国立音楽大学卒業後、複数の大学にて心理学および音声学を学ぶ。音楽ジャーナリスト・ライターとして取材・執筆をするとともに、音声が人間の心身に与える影響を認知心理学をベースに研究。学校教材の執筆も多く手がけ、ミュージックソムリエ協会では音楽心理学の講師を務める。「音・人・心 研究所」創設理事。日本音楽知覚認知学会所属。
http://www.yamazakihiroko.com/

8《はち》割《わり》の人《ひと》は自分《じぶん》の声《こえ》が嫌《きら》い

心《こころ》に届《とど》く声《こえ》、伝《つた》わる声《こえ》

山﨑《やまざき》広《ひろ》子《こ》

2014年11月25日　初版発行
2024年12月5日　5版発行

◆◇◇

発行者　山下直久
発　行　株式会社KADOKAWA
〒102-8177　東京都千代田区富士見2-13-3
電話　0570-002-301（ナビダイヤル）
装 丁 者　緒方修一（ラーフイン・ワークショップ）
ロゴデザイン　good design company
オビデザイン　Zapp!　白金正之
印 刷 所　株式会社KADOKAWA
製 本 所　株式会社KADOKAWA

角川新書
 ISBN978-4-04-731644-7 C0295